# 传世名方
## ——医治女人病的大医之法

主　编　魏睦新　郝传铮

副主编　丁　波　胡　平　孔岩君

编　委　王　岚　王　霞　冯小可

　　　　包　林　许慧莉　赵敏敏

　　　　郭　婕　曾　志　薛星新

U0200657

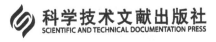

科学技术文献出版社

SCIENTIFIC AND TECHNICAL DOCUMENTATION PRESS

·北京·

**图书在版编目（CIP）数据**

医治女人病的大医之法/魏睦新，郝传铮主编．—北京：科学技术文献出版社，2015.6

（传世名方）

ISBN 978 - 7 - 5023 - 8732 - 7

Ⅰ.①医…　Ⅱ.①魏…　②郝…　Ⅲ.①妇科病—验方—汇编

Ⅳ.①R289.5

中国版本图书馆 CIP 数据核字（2014）第 047117 号

传世名方——医治女人病的大医之法

策划编辑：薛士滨　　责任编辑：薛士滨　　责任校对：赵文珍　　责任出版：张志平

出　版　者　科学技术文献出版社
地　　　址　北京市复兴路 15 号　邮编　100038
编　务　部　（010）58882938，58882087（传真）
发　行　部　（010）58882868，58882874（传真）
邮　购　部　（010）58882873
官　方　网址　www.stdp.com.cn
发　行　者　科学技术文献出版社发行　全国各地新华书店经销
印　刷　者　北京时尚印佳彩色印刷有限公司
版　　　次　2015 年 6 月第 1 版　2015 年 6 月第 1 次印刷
开　　　本　710×1000　1/16
字　　　数　262 千
印　　　张　17
书　　　号　ISBN 978 - 7 - 5023 - 8732 - 7
定　　　价　39.00 元

# 丛书编委会

# 前　言

进入 21 世纪,现代科学的发展日新月异。与此形成鲜明对照的是有2000 多年悠久历史的传统中医学,不仅没有被遗忘,反而越来越引起人们关注。不仅国内,美国等发达国家都相继承认了传统医学的合法地位,美其名曰"补充和替代医学"。根本原因在于其临床的有效性。尤其是慢性病的调理,疾病的康复保健方面,中医中药有不可替代的地位。名老中医是中医学特有的智力资源,其在长期的临床实践中提出的学术观点、创建的辨证方法、凝练的高效新方剂和传承的家传绝技更是医学宝库中的璀璨明珠。当代名医名方,作为这种经验传承的载体,为我们继承中医、弘扬中医提供了宝贵的财富。更为中医爱好者和患者朋友研习中医提供了丰富的内容。

作为名医名方整理,目前市场上已经有许多版本问世,有的以医家为纲,汇总单科疾病各家经验;有的以病名为纲,记载各家对某病的论述。毫无疑问,这些对于读者都很有帮助。但是我们觉得:中医的精华在辨证论治,而理、法、方、药是中医的完整体系。法从证出,方从法立,以法统方。在浩如烟海的名医案例面前,如果能够经过作者的努力,以方为纲,把相同相近类方的名家验案汇集在一起,肯定会对读者的临证研习有更大的裨益。在这种思想指导下,本书的名医名方,不拘于一家,博取众家之长,广撷著名医家治疗疾病的绝技妙方,以临床各科疾病西医病名为纲,详细介绍名医诊治经验,名医效验方。编写次序,先述其常,与读者共同温习;再论其变,以方剂为纲,汇集各家经验,并加按语评述,力图揭示其中医治法理论的科学内涵,方剂配伍的客观规律,处方用药的独到精妙,与读者共同赏析名家思想,有助于读者启迪思路、触类旁通,丰富辨证思路,提高临床疗效。本书以浅显易懂的科普式编排,更方便非专业读者的学习、阅读和获取知识信息。

将名老中医的学术经验和传世名方挖掘整理、升华提高,其意义重大,刻不容缓。对于中医药工作者来说,振兴中医中药事业,造福全人类,更是一项义不容辞的历史使命。对于热爱中医学的读者来说,本系列丛书从西医学浅显易懂的疾病名入手,具体地分析每个疾病的概要、病因病机、名验方进行叙述。名验方均包含多位名医的验方,使读者阅此一本书,即览众家之长。

对于博大精深的中医文化,变化无穷的传世名方,编著者的理解可能还很肤浅。如果本书对于中医爱好者和患者朋友的疾病康复养生保健能有一点帮助,将是我们最大的荣幸。也恳切地希望读者朋友能给我们提出宝贵意见,以便有机会再版时加以完善。(电子邮箱 weimuxin@njmu.edu.cn)

魏睦新

于石城南京

# 目录

# 第1章 女人的难言之隐，阴道炎

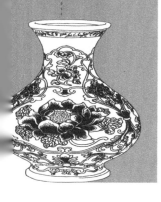

　　阴道炎是阴道黏膜及黏膜下结缔组织的炎症，常见有细菌性、滴虫性、霉菌性及老年性阴道炎，属中医"带下"、"阴痒"范畴。阴道炎是妇科常见的疾病，幼女及绝经后妇女由于雌激素缺乏，阴道上皮菲薄，细胞内糖原含量减少，阴道pH值高达7左右，故阴道抵抗力低下，比青春期及育龄期妇女易受感染。阴道炎临床上以白带的性状发生改变以及外阴瘙痒、灼痛为主要临床特点，性交痛也常见，感染累及尿道时，可有尿痛、尿急等症状。

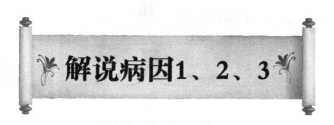

### 1. 脾阳虚

饮食不节,劳倦过度,或忧思气结,损伤脾气,运化失职,湿浊停聚,流注下焦,伤及任带,任脉不固,带脉失约,而致带下病。

### 2. 肾阳虚

素禀肾虚,或恣情多欲,肾阳虚损,气化失常,水湿内停,下注冲任,损及任带,而致带下病。或肾阳虚损,精关不固,也致带下病。

### 3. 阴虚携湿

素禀阴虚,相火偏旺,阴虚失守,下焦感受湿热之邪,损及任带,约固无力,而为带下病。

### 4. 湿热下注

脾虚湿盛,郁久化热,或情志不畅,肝郁化火,肝热脾湿,湿热互结,流注下焦,损及任带,约固无力,而成带下病。

### 5. 湿热蕴结

经期产后,胞脉空虚,忽视卫生,或房室不禁,或手术损伤,以致感染湿毒,损伤任带,约固无力,而成带下病(图1-1)。

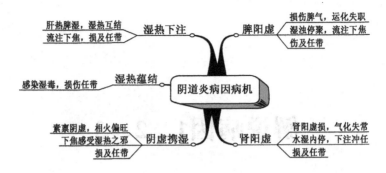

图 1-1　阴道炎的病因病机

# 中医治病，先要辨证

## 1. 脾阳虚型

带下量多，色白或淡黄，质稀薄，无臭气，绵绵不断，神疲倦怠，四肢不温，纳少便溏，两足跗肿，面色苍白，舌质淡，苔白腻，脉缓弱。治以健脾益气，升阳除湿。方选完带汤加减。

## 2. 肾阳虚型

带下量多，色白清冷，稀薄如水，淋漓不断，头晕耳鸣，腰痛如折，畏寒肢冷，小便频数，夜间尤甚，大便溏薄，面色晦黯，舌淡润，苔薄白，脉沉细而迟。治以温肾助阳，涩精止带。方选内部丸或固精丸加减。

## 3. 阴虚夹湿型

带下量不甚多，色黄或赤白相兼，质稠或有臭气，阴部干涩不适，或灼热感，腰膝酸软，头晕耳鸣，颧赤唇红，五心烦热，失眠多梦，舌红，苔少或黄腻，脉细数。治以滋阴益肾，清热祛湿。方选知柏地黄丸加减。

## 4. 湿热下注型

带下量多，色黄，黏稠，有臭气，或伴阴部瘙痒，胸闷心烦，口苦咽干，食纳较差，小腹或少腹作痛，小便短赤，舌红，苔黄腻，脉濡数。治以清热利湿止带。方选止带方或萆薢渗湿汤加减。

### 5. 湿毒蕴结型

带下量多,黄绿如脓,或赤白相兼,甚或五色杂下,状如米泔,秽臭难闻,小腹疼痛,腰骶酸痛,口苦咽干,小便短赤,舌红,苔黄腻,脉滑数。治以清热解毒、除湿。方选五味消毒饮加减(图1-2)。

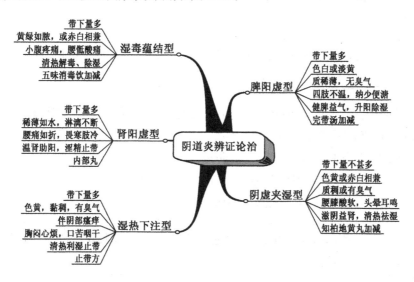

图 1-2　阴道炎的辨证论治

# 阴道炎的大医之法

大医之法一：清热解毒化湿方

### (1) 朱光验方

药物组成:茵陈 20g,栀子 15g,大黄 10g,苦参 10g,紫荆皮 15g,蒲公英 15g。

加减：湿热型：心烦，口渴不欲饮，小便黄少，舌红、苔黄腻，脉滑数，原方加黄柏15g，苍术10g；热毒型：阴部红肿、糜烂，边界鲜明，灼热痒痛，舌红苔黄，脉弦数，原方加牡丹皮15g，龙胆草15g；虚热型：心烦，口渴，小便黄少，舌红少苔，脉细数，原方加生地黄15g，知母15g。

功效：清热燥湿，泻火解毒。

主治：湿热下注型阴道炎，加减方可用于阴虚夹湿型、湿毒蕴结型阴道炎。

[朱光. 茵陈蒿汤治疗阴道炎160例. 河南中医，2005，25(1)：68～69]

### (2)王辉礫验方

药物组成：苦参30g，黄柏15g，生大黄30g，生艾叶15g，蛇床子30g，木槿皮30g，龙胆草30g，生石菖蒲30g。

用法：上方制成洗剂，以50ml阴道灌洗，每日早、晚各1次。

功效：清热除湿，泻火解毒，杀虫止痒。

主治：湿热下注，湿毒蕴结型阴道炎。

[王辉礫，等. 湿痒洗剂治疗感染性阴道炎62例临床观察. 四川中医，2004，22(4)：52～54]

## 大医有话说

阴道炎是西医病名，中医一般按"带下"、"阴痒"论治。《傅青主女科》云："夫带下俱是湿证。"治疗原则祛风胜湿，清热解毒。但仅以此立论，临床效果欠佳。朱光验方用药奥妙在于法中有法，同中存异。以茵陈蒿汤为基础化裁以清利解毒，而同时大胆佐以下法。下可清热，下可泻火，下可胜湿，下可解毒，下可存阴。热为阳邪，湿为阴邪，阴阳相结，虚实错杂，当以祛邪为要，方中应用大黄即为此意。大黄性味苦寒，归心、肝、脾、胃、大肠经。《药品化义》云："大黄气味重浊，直降下行，有斩关夺门之力，故号为将军。"特别对于虚热型，以此可平相火之盈，存肝肾之阴。《儒门事亲》张子和以下法为补，谓下去其邪，而正气自复，其寓意至明至巧。同样，王辉礫认为，阴痒、带下者多由于感染湿邪病虫所致，表现为肝经湿热，因而治疗应以清热除湿、杀虫止痒为原则。其所创湿痒洗剂由蛇床子、苦参、大黄、黄柏、木槿皮、龙胆草、生艾叶、生石菖蒲组成，具有较强清热除湿、泻火解毒、杀虫止痒的功效。

## 大医之法二：滋阴清热利湿方

**搜索**

**黄启祥验方**

药物组成：熟地黄20g，茯苓、山药各15g，山萸肉、泽泻、丹皮、知母、黄柏各10g。

加减：阴虚明显者加女贞子15g，旱莲草10g；湿热明显者加栀子10g，茵陈20g；热毒明显者去熟地黄、山药、山萸肉，加金银花、蒲公英各10g；症见白带脓性加败酱草、薏苡仁各15g；白带夹血性分泌物加地榆、薏苡仁各15g；腹痛加川楝子、延胡索各10g。

用法：内服同时配合外洗方：虎杖、徐长卿、两面针、紫苏叶、生地榆，粉碎为末，加温开水适量，坐浴浸泡或阴道冲洗。

功效：滋肾益阴，清热利湿。

主治：阴虚夹湿型阴道炎。

[黄启祥，等．中药内服外洗治疗萎缩性阴道炎疗效观察．临床医学，2010，30(6)：123～124]

**大医有话说**

西医的萎缩性阴道炎多表现为阴虚夹湿型。本病多因年老真阴渐亏，或久病失养，暗耗阴津，相火偏旺，阴虚失守，外邪乘虚入侵伤及任带二脉引起。肾阴虚而内热盛，外则以湿邪为主。黄启祥以知柏地黄丸化裁，知柏地黄丸是在六味地黄丸的方剂中加入知母、黄柏二味中药配制而成。其中熟地滋阴补肾、补血养血；茯苓和泽泻健脾利湿；山药和山茱萸补脾益肝肾；牡丹皮清热凉血，配以知母清肺热降胃火，黄柏清利下焦之火，除肝胆及大肠湿热症。外洗虎杖苦平以利湿通癣；徐长卿活血解毒消肿；两面针祛风除湿活血消肿止痛；紫苏祛风除湿；地榆凉血止血，解毒敛疮。内服方以滋阴泻内热而不留邪，外洗方局部作用解毒消肿敛疮而不伤阴，内服配合外洗，诸药合之，则相火清而阴水滋，同时湿毒瘀血得清。

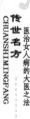
## 大医之法三:健脾化湿止痒方

搜索

**吴景林验方**

药物组成:白术 15g,茯苓 20g,泽泻 15g,萆薢 20g,芡实 20g,苡米 20g,车前子 20g,白鲜皮 15g,蛇床子 15g,百部 15g。

用法:中药煎剂内服同时配合日舒安洗液、洁尔阴洗液交替冲洗阴道,后用制霉菌素阴道栓 1 枚阴道内塞(霉菌性阴道炎),甲硝唑 3 片阴道内塞(滴虫性阴道炎)。

功效:健脾化湿,清热解毒,杀虫止痒。

主治:脾虚湿盛型阴道炎。

> [吴景林.中西医结合治疗阴道炎 74 例报告.吉林大学学报(医学版),2008,34(3):424]

### 大医有话说

吴景林认为,阴道炎患者发病多数与个人卫生不洁及性生活过频有关,少数与阴道菌群失调有关。单纯西药治疗,如应用洗剂及抗生素治疗,对杀灭及抑制细菌的生长起到一定的作用,但容易反复。针对发病机制,给予中药治疗,方中白术、茯苓、泽泻、芡实、苡米健脾化湿、涩精止带,白鲜皮、百部、蛇床子杀虫止痒,外加萆薢、车前子等清利湿热、分清别浊,诸药合用具有健脾化湿,清热解毒,杀虫止痒之功效。中西医结合治疗阴道炎可缩短疗程,外清局部炎症,内清湿热邪毒,以达事半功倍之治疗目的。

## 大医之法四:温阳利湿方

搜索

**杜凤英验方**

药物组成:仙茅、淫羊藿、巴戟天、知母、黄柏各 10g,当归、牡丹皮各 9g,薏苡仁、茯苓各 12g。

加减:纳差便溏加白术 10g,陈皮 6g;赤带黄柏易黄柏炭,加栀子炭。

功效:温阳益阴,解毒利湿。

主治:阳虚型阴道炎。

[杜凤英.中医辨治为主治疗老年性阴道炎 98 例.新中医,2004,36(2):63]

## 大医有话说

阳虚型阴道炎多有肾阳不足,而虚火上炎,肾气衰、天癸竭而冲任虚损。杜凤英方"二仙汤"化裁治疗此型,"二仙汤"因方中仙茅、仙灵脾二药为主而得名,其中仙茅、仙灵脾、巴戟天温肾阳,补肾精;黄柏、知母泻肾火、滋肾阴;当归温润养血,调理冲任。全方配伍特点是壮阳药与滋阴泻火药同用,温肾阳、补肾精、泻肾火,调理冲任,以适应肾阳虚于下,而又有虚火上炎的复杂症候。同时,针对此症的湿盛病机,杜凤英加用薏苡仁、茯苓等健脾渗湿之品,从此切中病机而获良效。

# 第2章 小心提防盆腔炎，以免误终身

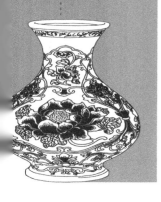

　　盆腔炎是女性生殖器及其周围的结缔组织、盆腔腹膜发生的炎症，是生育期妇女的常见病。根据其危急程度和进展分为急性盆腔炎和慢性盆腔炎。从发病情况来看，急性者和中医中的"热疝"、"热入血室"等相似，其进一步发展可引起弥漫性腹膜炎、败血症、感染性休克，严重者可危及生命；若急性期未能彻底治愈，急性盆腔炎可转为慢性，慢性盆腔炎的盆腔炎症可局限在一个部位，也可同时累及几个部位，最常见的是输卵管炎及输卵管卵巢炎，慢性盆腔炎多属于"月经不调"、"痛经"、"带下"、"少腹痛"、"不孕症"和"癥瘕"等范畴。

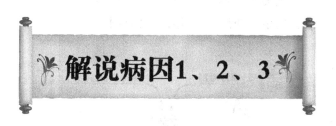

# 解说病因1、2、3

急性盆腔炎多在产后、流产后、经期卫生不洁、宫腔阴道内手术处置后，邪毒乘虚侵袭，稽留于冲任及胞宫脉络，与气血相搏结，邪正交争，而发热疼痛，邪毒炽盛则腐肉酿脓，甚至泛发为急性腹膜炎、感染性休克。

慢性盆腔炎亦多在经行产后，胞门未闭之际，风寒湿热之邪，或虫毒乘虚内侵，与冲任气血相搏结，蕴积于胞宫血海，反复进退，耗伤气血，虚实错杂，缠绵难愈。

## 1. 热毒炽盛

经行、产后、流产、手术创伤，体弱胞虚，气血不足，房室不节，邪毒内侵，客于胞宫，滞于血海，化热酿毒，致高热腹痛不宁。

## 2. 湿热瘀结

经行产后，余血浊液未净，湿热内侵，与余血相搏，胞宫脉络阻滞，瘀结不畅，瘀血与湿热内结，滞于少腹，则腹痛带下日久，缠绵难愈。

## 3. 气滞血瘀

七情内伤，脏气不宣，肝气郁结，或外感湿热之邪，余毒未清，滞留于冲任胞宫，气机不畅，瘀血内停，脉络不通。

## 4. 气虚血瘀

素体虚弱，或正气内伤，外邪侵袭，滞留于冲任，血脉不畅，瘀血停聚；或病久不愈，瘀血内结，日久耗伤，正气亏乏，形成气虚血瘀证。

### 5. 寒湿凝滞

素体阳虚,下焦失于温煦,水湿不化,寒湿内聚,凝结不去;或寒湿之邪乘虚侵袭,与胞宫内余血浊液相结,凝结瘀滞(图 2-1)。

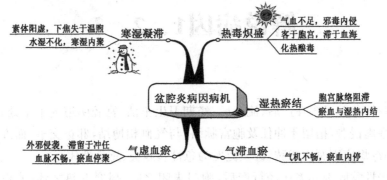

素体阳虚,下焦失于温煦 水湿不化,寒湿内聚 — 寒湿凝滞

气血不足,邪毒内侵 客于胞宫,滞于血海 化热酿毒 — 热毒炽盛

盆腔炎病因病机

湿热瘀结 — 胞宫脉络阻滞 瘀血与湿热内结

外邪侵袭,滞留于冲任 血脉不畅,瘀血停聚 — 气虚血瘀

气滞血瘀 — 气机不畅,瘀血内停

图 2-1　盆腔炎的病因病机

# 中医治病,先要辨证

### 1. 热毒炽盛型

高热腹痛,恶寒或寒战,头痛,咽干口苦,小便短赤,下腹疼痛,带下量多如脓,色黄,或赤白兼杂,臭秽,尿黄便秘,舌质红,苔黄,脉滑数或弦数。治以清热解毒,凉血化瘀。方以解毒活血汤加减。

### 2. 湿热瘀结型

下腹隐痛,或疼痛拒按,痛连腰骶,低热起伏,劳累或经行时加重。带下量多,色黄质黏稠,味臭秽。胸闷纳呆,口干不欲饮,小便黄赤,大便溏或秘结。舌体胖大,色黯红有瘀斑点,苔黄厚。治以清热除湿,化瘀止痛。方以清热调血汤加减。

### 3. 气滞血瘀型

下腹胀痛或刺痛,经行腰腹疼痛加重,经行血量增多有块,瘀块排出痛减。经前情志抑郁，乳房胀痛。带下量增多，婚久不孕。舌体紫黯，有瘀斑、瘀点，脉弦涩。治以行气活血，化瘀止痛。方以清热调血汤加减。

### 4. 气虚血瘀型

下腹疼痛结块，缠绵日久，痛连腰骶，经行加重，经血量多有块，带下量多。全身症见精神不振，困倦懒言，疲乏无力，食少纳呆。舌体黯红，有瘀点、瘀斑，苔白，脉弦涩无力。治以益气温阳，活血止痛。方选补阳还五汤加减。

### 5. 寒湿凝滞型

下腹冷痛，或坠胀疼痛，经行腹痛加重，喜暖喜按，喜热恶寒。经行错后，经血量少，色黯，带下量多色白质稀，畏寒肢冷，小便频数，婚久不孕。舌黯红，苔白腻，脉沉迟。治以散寒除湿，化瘀止痛。方以少腹逐瘀汤加减（图2-2）。

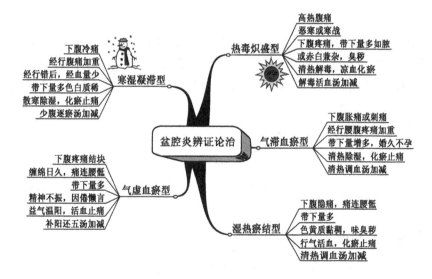

图 2-2　盆腔炎的辨证论治

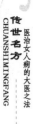
# 盆腔炎的大医之法

## 大医之法一:清热解毒,活血化瘀方

搜索

### 冯华验方

内服方组成:苍术、黄柏、牛膝、丹参、香附各12g,薏苡仁20g,赤芍、延胡索、土茯苓各15g。

灌肠基本方:红藤、败酱草各30g,桃仁、红花各12g,两面针、蒲公英、紫花地丁、连翘各15g。

用法:每天1剂,浓煎至150ml,药液温度控制在35~40℃,晚上临睡前排空二便以灌肠器将药液缓缓注入直肠,拔出灌肠器后嘱患者臀部垫高,尽量保留在2小时以上至次晨更佳,每日1次。灌肠在月经干净后3~4天开始,15天为一疗程,经期暂停。

功效:清热解毒,活血化瘀,行气止痛。

主治:热毒炽盛,湿热瘀结型盆腔炎。

[冯华.中医综合治疗盆腔炎159例.黑龙江中医药,2003,6:18]

## 大医有话说

盆腔炎在中医妇科典籍中无本病名记载,散在有关著述中。如《傅青主女科·带下》曰:"妇人有带下,色黑……其症必有腹中疼痛。"《温病条辨》曰:"热入血室……为热邪陷入,搏结而不行,胸腹少腹,必有牵引作痛拒按者。"据报道,邪毒湿热所致盆腔炎占急慢性盆腔炎70%~90%。冯华在中药灌肠法中加大红藤、败酱草,配以连翘、公英、地丁增强清热解毒之力。妇人经行产后感受外邪,血室内必有瘀血停留,故在清热解毒同时,佐以桃仁、红花活血化瘀,再加入两面针解毒止痛。全方共奏清热解毒,祛瘀止痛之功。再加服中药四妙丸加味以清热燥湿，配合周林频谱理疗仪进行局部治疗以舒通脉络，消散瘀毒。故中医综合治疗在临床上取得满意疗效。

大医之法二：行气活血，清热祛湿方

**搜索**

**(1)许丽绵验方**

药物组成：青皮 10g，川楝子 10g，荔枝核 25g，延胡索 15g，丹参 15g，赤芍 15g，白花蛇舌草 30g，薏苡仁 30g，甘草 6g。

功效：行气活血，清热祛湿。

主治：气滞血瘀，湿热内阻型盆腔炎。

[曹蕾，等．许丽绵辨治盆腔炎经验撷萃．上海中医药杂志，2008，42(9)：10～11]

**(2)苑德英验方**

药物组成：当归 10g，川芎 10g，香附 10g，延胡索 10g，皂刺 12g，桃仁 10g，红花 10g，益母草 15g。

加减：如腰痛加杜仲，腹痛较甚加川楝子，月经量多加阿胶，带下量多加苍术，腹部包块坚而不散加炮山甲、莪术。腹痛拒按，体温在 38℃ 以上者加金银花、蒲公英、败酱草清热解毒。

功效：行气止痛，活血化瘀。

主治：气滞血瘀，湿热内阻型盆腔炎。

[苑德英，等．中医治疗盆腔炎 47 例．潍坊医学院学报，2004，26（3）：237]

**大医有话说**

许丽绵认为，因足厥阴肝经过少腹而络阴器，故其所选诸行气活血药均入肝经。方中青皮善疏理肝胆滞气，长于疏肝胆，破结气；川楝子能行气止痛、疏肝泄热；荔枝核可入肝经血分，善行血中之气，并能温经散寒止痛；延胡索既善活血，又擅行气，止痛力显著；丹参善活血化瘀而消癥散结止痛；赤芍药专入肝经，善走血分，既清泄血分郁热，又能祛瘀止痛；白花蛇舌草清热

17

解毒消痈、利湿;薏苡仁清热排脓、利水渗湿;甘草调和诸药,顾护脾胃。苑德英方中当归、川芎、香附、延胡索同样归于肝经,同时配合桃仁、红花活血化瘀,益母草活血利水清下焦之瘀,皂刺破血逐瘀。诸药合用,共奏行气活血,清热祛湿之效。气血运行通畅,则疼痛缓解。

## 大医之法三:温阳除湿,活血化瘀方

**搜索**

### (1)陆萍验方

药物组成:桂枝 10g,小茴香 3g,泽泻 10g,红花 5g,赤芍 10g,丹皮 10g,乌药 10g,木香 10g,香附 10g,延胡索 10g,黄芪 15g,防己 10g,红藤 10g。

加减:小腹冷痛甚者加炒艾叶、吴茱萸;腰骶酸痛者加杜仲、续断、桑寄生、狗脊;带下量多者加苍术、茯苓;寒湿重者加炮姜、附片;久病体虚乏力者重用黄芪,加党参;月经量多加蒲黄炭、艾叶炭、赤石脂。

功效:温阳除湿,活血化瘀,行气止痛。

主治:寒湿凝滞型盆腔炎。

[陆萍,等.桂附盆愈方治疗寒湿凝滞型慢性盆腔炎 80 例.江西中医药,2008,39(11):40~41]

### (2)余洁验方

药物组成:党参 15g,黄芪 20g,茯苓 20g,白术 15g,泽泻 15g,怀山药 20g,薏苡仁 30g,细辛 6g,艾叶 12g,香附 12g,乌药 12g,甘草 6g。

加减:纳呆加藿香、炒谷芽、炒麦芽;下腹冷痛加吴茱萸、补骨脂;带下量多清稀加金樱子、芡实;大便溏薄加神曲。

功效:健脾渗湿,温经散寒,行气止痛。

主治:寒湿凝滞型盆腔炎。

[余洁.从寒湿论治慢性盆腔炎 30 例.江苏中医,2001,22(3):18]

## 大医有话说

陆萍认为慢性盆腔炎多为经期、产后或各种宫腔手术后机体抵抗力下降，寒湿之邪易乘虚侵袭，与胞宫内余血浊液凝结成瘀所致。在疾病发展过程中，可因患者体质、调摄、用药不当等因素，以及病机不同，而临床表现差异，或兼夹寒邪凝滞，或兼损脾肾两脏，或日久成积，但始终以血瘀气阻湿滞、脉络闭塞为其病机核心。方中诸药多为辛温散寒及行气活血之品合用，共奏温散寒湿、活血化瘀、行气止痛之效。可改善微循环，促进瘀阻病变转化吸收，使粘连松解、包块消散，并可改善组织的营养状态，以利炎症的吸收和消退。而余洁通过党参、黄芪、白术、怀山药健脾益气为主方，以复其运化水湿之职；辅以细辛、香附、艾叶、乌药辛温散气，温经散寒；茯苓、泽泻、薏苡仁利水渗湿；诸药直达病所，共奏扶正祛邪之功。

### 大医之法四：通络益气方

**搜索**

**王平验方**

药物组成：细辛 3g，香附 12g，丹参、元胡、五灵脂、当归、败酱草各 15g，川芎 10g，鱼腥草、乳香、鸡血藤各 15g，桂枝 12g，党参 20g，黄芪 30g，桑寄生 15g，水蛭 9g，穿山甲 10g，僵蚕 9g。

功效：活血通络，益气止痛。

主治：气虚血瘀型盆腔炎。

> [王平，等．通络益气止痛汤治疗慢性盆腔炎 36 例临床观察．河北中医药学报，2008，23(1)：29～30]

## 大医有话说

王平认为，慢性盆腔炎多因素体虚弱，外邪乘虚入侵，与气血互结，蕴积胞脉、胞络，致气血瘀滞；或肝经郁结，气滞血瘀，久则瘀阻络脉，即"久病入络"，则更缠绵难愈，而药力更难以到达。故其认为：慢性盆腔炎以络脉损伤为基础，以气血瘀阻为特征，以脏腑功能障碍为临床表现。因"络以辛为泄"，故运用"辛味通络"法治疗该病，方由温通活络、清热解毒、益气养血的中药组成,以细辛、香附等辛味药走窜通络,引药达病所;用水蛭、僵蚕等虫类药走窜,入络搜剔,并取类比象。运用鸡血藤等藤类药入络,以通经活络,络通则病除。现代药理研究表明活血祛瘀中药不仅可改善微循环和血液黏聚状态,还可调节机体免疫功能,从而改善盆腔局部微循环,以利炎症消散;配伍败酱草等清热解毒药,提高抗病消炎之功效。同时应用益气扶正药,改善机体虚弱状态,益气以促进通络药、清热药的作用,从而使络通血畅,通则不痛,起到消炎止痛,解除病灶的作用,故而取得了满意的疗效。

## 大医之法五:理气益肾方

搜索

### 汤倩珏验方

药物组成:柴胡 6g,枳壳 15g,白芍 12g,甘草 9g,白术 12g,延胡索 6g,菟丝子 12g,苁蓉 12g,仙灵脾 12g,木香 9g,香附 12g。

功效:疏肝补肾,理气活血。

主治:肝肾亏虚兼气滞血瘀型盆腔炎。

> [汤倩珏,等．疏肝补肾法治疗慢性盆腔炎 62 例．中医中药,2010,7(16):110~112]

## 大医有话说

汤倩珏认为,慢性盆腔炎患者病情缠绵不愈,病久及肾。在疾病的长期过程中,病人大多曾连续或间断服用过抗生素或清热解毒药,从而导致肾气日虚,正气不足。故汤倩珏多采用疏肝补肾法治疗该疾病。其中柴胡、白芍、枳实(枳壳)、甘草四味药组成四逆散。四逆散出自《伤寒论》,主治肝气郁结,疏泄失常所致的肝郁气滞之证。原文指出:"少阳病,四逆,其人或咳,或悸,或小便不利,或腹中痛,或泄利下重者,四逆散主之。"《医宗金鉴》对该方的解释为:"故君柴胡以疏肝之逆,臣芍药以泻肝之阴,佐甘草以缓肝之气,使枳实以破肝之逆。三物得柴胡能外走少阳之阳,内走厥阴之阴,则肝胆之性遂而厥可逆也。"由此可见,全方用药虽少,但配合精妙,其中柴胡与白芍合用敛阴和阳,条达气机,既保留了柴胡升发阳气,疏肝解郁的功能,又无耗阴伤血之弊,枳实(枳壳)与柴胡为伍一升一降,加强了舒畅气机之功,甘草则调和诸药。芍药、甘草有缓急止痛之效，四物合用共奏疏肝解郁，理气止痛之效。本着中医"治病求本，异病同治，辨证论治"的基本思想，在以肝气郁结为主症的妇科疾病中灵活运用该方，均可取得满意的疗效。此外，方中使用菟丝子、苁蓉、仙灵脾温补肾阳，胞脉得以温煦，则气顺血畅；白术益气补虚；木香、香附行气活血；延胡索则用其行气解郁、活血止痛之功。全方泄补兼施，共奏疏肝补肾之法。

# 第3章 经前期紧张综合征怎么办，中医有好方

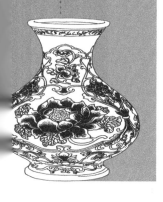

　　经前期紧张综合征是指行经前所出现的一些全身症状，如头痛脑胀、腰痛腿酸、胸胁胀满、乳房胀痛、心悸、夜寐不安、思想不集中、浮肿、腹胀、消化不良、尿急尿频及神经过敏等。典型的症状往往出现在经前7~14天，逐渐加重，于行经前2~3天达到高峰，行经后明显消失。重者影响日常工作及生活。有时被误诊为其他脏器疾病，故应加以注意。本病多发生在35岁以上的妇女，即生育旺盛期过后，或伴有不孕症、月经失调的患者。现代医学有多种学说，如纯精神因素、对卵巢激素产生的变态反应，雌激素与孕激素比例失调、抗利尿激素功能亢进等，属于多病因的代谢异常，因而有类似更年期综合征的水盐代谢紊乱、自主神经系统障碍。

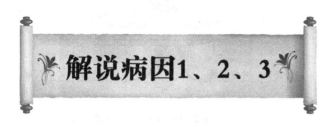

中医学分析，认为月经为冲任脉所管理，而冲任又与肝肾相关，胞脉上系于心。或素体脾肾虚弱，或因七情所伤，以及过劳、饮食不节、起居失常等影响了机体的气血运行，造成肝郁气滞，心脾肾虚，值月经前期，当冲任脉盛，经脉活动加速之际，原有潜伏病机，随即出现，于是发生上述一系列症候，一旦月经过后，冲任脉气平复，症状又复不显。临床多见的有肝郁气滞、心脾两虚、肾阴阳两虚等三类。

### 1. 肝郁气滞

平素情志不舒，郁怒伤肝，失于条达，肝气横逆，疏泄无权，气机不利，血行不畅，则为胀为痛，为聚为瘕。如肝郁化火，则上扰清窍，如肝强脾弱，则腹痛泄泻。

### 2. 心脾两虚

思虑伤神，劳心过度，或饮食不节，久病失养，脾失健运，导致心脾两虚。

### 3. 肾虚

肾虚又有阴虚、阳虚之别。肾阴虚者，多因思劳过度，房室不节，或久病之后，真阴亏耗；肾阳虚者，多因禀赋薄弱，久病不愈，或房劳伤肾，下元亏损，命门火衰（图 3-1）。

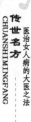

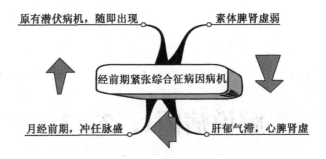

**图 3-1　经前期紧张综合征的病因病机**

# 中医治病，先要辨证

## 1. 肝郁气滞型

月经紊乱，量多少不一，色紫红有小血块，经前乳房乳头胀痛，胸闷胁胀，烦躁易怒，失眠，小腹胀痛，舌苔正常，脉弦。治以疏肝理气，活血通络。方以逍遥散加味。

## 2. 血虚肝旺型

月经先期，量多，色红有小血块，经前、经期头晕头痛，烦躁失眠，或身体疼痛，腰酸，形体清瘦，脉弦细或弦数，舌质偏淡偏红。治以滋阴养血，柔肝清肝。方以杞菊地黄汤加减。

## 3. 心脾两虚型

面色萎黄，经前心悸，夜寐不安，神疲乏力，四肢清冷，水肿，白带清稀量多或有经行先期量多而色淡。舌质薄，苔白滑，脉沉细无力。治以养心安神，健脾利湿。方以归脾汤。

## 4. 肾阴虚型

头晕脑涨，腰膝酸软，五心烦热，口干，盗汗或低热，尿量多，小便黄。舌红少苔，脉虚细而数。治以滋肾育阴。方以左归丸。

### 5. 脾肾阳虚型

月经后期，量少色淡无块，经前、经期面目四肢浮肿，或经行泄泻，纳少脘腹胀满，或腰膝酸软，身倦无力，舌质淡、苔白滑，脉沉或细弱。治以温肾控脾，利湿调经。方以健固汤加味（图 3-2）。

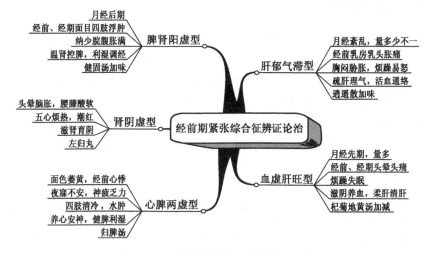

图 3-2 经前期紧张综合征的辨证论治

# 经前期紧张综合征的大医之法

## 大医之法一：疏肝解郁方

### (1)孙维峰验方

药物组成：柴胡 15g，白术 15g，白芍 15g，鸡血藤 20g，薄荷 6g，茯苓 20g，路路通 20g，香附 15g，益母草 15g，甘草 6g。

功效：疏肝解郁。

主治：经前紧张综合征肝郁气结。

［冯书梅．孙维峰教授诊治经前期综合征经验拾萃．中国中医急症，2009，18(12)：2012～2013］

## 大医有话说

孙氏认为此病的发生与肝、脾、肾三脏有关，但与肝的关系更为密切。治疗上治病求本，本病的基本病机为肝气郁结，瘀血阻络。方中以柴胡、香附、薄荷疏肝解郁，使肝气得以条达，柴胡兼有引经作用，谓柴胡为"阴中之阳，少阳、厥阴行经要药也"；白芍酸苦微寒，养阴敛阴、柔肝缓急；白术、茯苓、甘草健脾益气，使营血生化有源。由于气滞与血瘀常同时存在，并根据本病的特点，通常在疏肝理气的基础上加入活血化瘀、调经通络的药物，如鸡血藤、益母草、路路通等，正所谓"气为血之帅"，"气行则血行"，气血调和则临床症状得以缓解。现代药理学研究证实调肝疏肝的中药可调控生殖激素：柴胡、香附、薄荷、鸡血藤、益母草等疏肝活血药物具有改善全身血液循环、参与激素代谢的作用。方中君药柴胡中的柴胡皂苷有明显的镇静、抗抑郁作用，可对神经-内分泌系统进行调节。

### (2)岳在文验方

药物组成：柴胡12g，黄芩15g，丹皮12g，栀子、生蒲黄、五灵脂、当归、郁金、香附、青皮各10g。

加减：阴亏，加生地、白芍、枸杞之物；外感，合桂枝汤，使气滞可舒，郁火可泄，瘀血以行，津液以复，客邪而解。

用法：经前服用，调服2～3周期。

功效：疏肝解郁。

主治：经前紧张综合征。

［周丽萍，岳慧．岳在文应用小柴胡汤加减治疗经前期综合征的经验．中医药学刊，2007，24(3)：406］

### (3)吴新华验方

药物组成：柴胡9g，白芍12g，茯苓12g，焦白术12g，当归9g，薄荷6g，麦芽12g，青皮9g，合欢皮12g，香附12g，延胡索9g，甘草6g。

功效：疏肝理气，和胃通络。

主治：经前紧张综合征肝气郁结。

［宋秋菊．吴新华运用逍遥散验案．河南中医，2011，31（7）：812～813］

## 大医有话说

逍遥散疏肝解郁，养血健脾，该方气血兼顾，肝脾同调。方中柴胡疏肝解郁为君药；当归养血和血，白芍养血敛阴，柔肝缓急，当归、白芍与柴胡同用，补肝体助肝用，和血柔肝，共为臣药；白术、茯苓、甘草健脾益气，使营血生化有源，又能实土而防木侮，共为佐药；加入薄荷少许，疏散肝经郁热。诸药合用疏肝解郁，健脾养血，气血兼顾，肝脾同调，是疏肝健脾的代表方，使肝木条达，脾气健运，血脉通畅而达到治疗目的。

**（4）裘笑梅验方**

药物组成：紫贝齿、青龙齿、灵磁石、琥珀末、朱砂、石菖蒲、仙半夏、制胆星、柴胡、山栀、丹皮、广郁金。

加减：若见胸胁胀痛、乳房结块者，加八月札、青皮、橘核疏肝行气，软坚散结；若见心胸烦闷加贝母、茯神清热化痰，宁心安神；若头痛目赤、口苦溺赤者，加龙胆草、黄芩、泽泻以清肝经实火；若月经先期加黄柏、知母、生地以清热泻火，凉血调经；若经量偏多、色红夹块加茜草、地榆、侧柏叶清热固冲止血。

功效：疏肝解郁，泻火降逆，涤痰镇惊。

主治：经前期综合征肝郁化火，夹痰上扰。

［吴燕平．裘笑梅主任治疗经前期综合征经验总结．福建中医药，2011，42（2）：29～30］

## 大医有话说

裘笑梅组方中紫贝齿、青龙齿入心肝二经，镇惊安神，配灵磁石平肝潜阳，合琥珀、朱砂镇惊安神；石菖蒲开心窍涤痰浊，强神益智；制胆星、半夏清热豁痰，和中降逆。据近代研究报道动物实验证明制胆星、半夏有显著的祛痰作用，并有镇痉和镇静作用；丹皮、山栀清肝泻火，宁心安神；柴胡、郁金疏肝理气，解郁散结。诸药合用，使痰浊得祛，郁火得泻，清窍得开，心神得明，则神清精爽，诸症得愈。

### 大医之法二：针灸治疗

肝气郁滞证　　取穴：肝俞、心俞、内关、神门、三阴交。

痰火上扰证　　取穴：人中、内关、百会、大陵、丰隆、十宣。

气血虚弱证　　取穴：肝俞、肾俞、关元、气海、三阴交。

## 大医有话说

缘于平素肝郁气滞，行经时尤甚，故致经期情志异常。故取肝俞疏肝解郁；心俞配神门，养心开窍以苏神明；内关为心包经络穴，调整气机为其所长；三阴交健脾和阴，兼调经血。痰火上扰者，取督脉、手厥阴、足太阴经穴为主。针刺泻法，十宣点刺出血。取督脉人中、百会以醒脑开窍；内关、大陵为手厥阴心包之穴，能安神定志；配十宣劫痰火上冲之急，丰隆化痰清热。气血虚弱者，取背俞穴，任脉经穴为主针刺补法，并与针刺加灸，或单用灸法。因阴血不足，又经行益衰，气血不养心神故取肝、肾之俞以益肝、肾；取三阴交养血调经；关元、气海培元固冲。灸之则温补之功益彰。

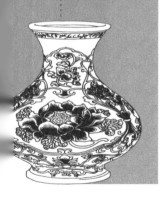

# 第4章 闭经，不要小觑，赶快医治

闭经是指发育正常的女性，年逾16周岁，月经仍未来潮，或已建立正常的月经周期后，在正常绝经年龄前，月经停止来潮6个月以上或按自身月经周期计算停经3个周期者。前者称原发性闭经，后者称继发性闭经，两者都属病理性闭经。闭经又称不月、经闭、经水不通、月水闭塞。

妇女因妊娠、哺乳，或进入更年期，月经停闭不行，为生理性停经，属正常生理现象，不属病态。初潮少女1~2年内月经偶尔停闭不行，无其他不适，随生殖功能的发育成熟，月经逐渐恢复正常，亦不属病态。

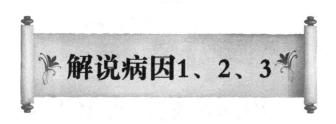

解说病因1、2、3

闭经为生殖系统及有关内分泌系统失调的表现，也可能为身体其他脏器疾病的前驱症状或结果，可概括为血虚、血滞两大类。

各种内伤或其他因素，如精神刺激、产后、经期的严重感染及刮宫过多等，均可造成血虚和血滞。而血虚或血滞均能影响气血的正常运行。血虚则血海不充，月经不行；血滞时，无论是气郁血滞，或寒湿凝滞，都能阻滞冲任二脉的充盈，而导致经闭。

中医对闭经的认识首见于黄帝内经，《素问·阴阳别论》云："二阳之病发心脾，有不得隐曲，女子不月。"本病的病因病机较复杂，按"辨证求因"原则可分为虚、实两类。虚者多因肝肾不足，精血匮乏，血海空虚，无经可行而成闭经；实者多由气滞、寒凝、血瘀、痰湿阻滞，胞宫脉道不通，经血不得下行，而致闭经（图4-1）。

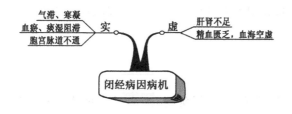

图4-1 闭经的病因病机

西医认为控制正常月经周期的主要环节有子宫、卵巢、垂体和丘脑下部，任一环节发生故障就会出现闭经。如子宫内膜损伤或粘连、子宫内膜炎、子宫发育不全或缺如、子宫切除后或于宫腔内放射治疗后等引起子宫性闭经；先天性卵巢发育不全或缺如、卵巢功能早衰、卵巢切除或卵巢组织被破坏、卵巢功能性肿瘤等引起卵巢性闭经；垂体前叶功能减退、垂体肿瘤等引起垂体性闭经。精神因素、神经因素、营养不良症、药物抑制综合征、闭经溢乳综合征、多囊卵巢综合征、其他内分泌功能异常等引起的下丘脑性闭经。而因遗传学原因或先天性发育缺陷所致者,如先天性无子宫或子宫发育不良、先天性无卵巢或卵巢发育不良、无阴道、脑垂体肿瘤等所致闭经,非药物治疗所能奏效,故不属本节讨论范畴。

# 中医治病,先要辨证

## 1. 肾虚型

肾气虚:年龄接近青春期,月经迟迟不至,或月经后期量少,渐至经闭不行,头晕耳鸣,腰膝酸软,小便频数,舌淡红,苔少,脉沉细。若在此基础上出现手足心热,甚则潮热盗汗,心烦少寐,舌红苔少,脉细数为肾阴虚型;若出现畏寒肢冷,大便溏薄,夜尿多,苔白,脉沉弱为肾阳虚型。治以补肾益气,养血调经,出现阴阳失衡时,辅以滋阴,助阳。方以大补元煎,肾阴虚用左归丸,肾阳虚用十补丸。

## 2. 脾虚型

经行量偏少渐致闭经,面色㿠白,神疲乏力,气短懒言,纳呆便溏,舌质淡胖有齿印,苔白,脉细无力,尺脉弱。治以健脾益气,养血调经。方以参苓白术散加减。

## 3. 血虚型

月经周期逐渐延长,经行延迟,经血量少色淡,渐至经闭不行,面色萎黄,神疲肢倦,食欲不振,心悸气短,毛发不泽或早白,舌淡红,苔白薄少,脉细弱。治以补血养血,活血调经。方以人参养荣汤加减。

## 4. 气滞血瘀型

月经停闭不行,下腹胀痛拒按,腰骶疼痛,精神抑郁,胸胁满闷,心烦易怒,舌紫黯,有瘀斑瘀点,脉沉弦或沉涩。治以行气活血,化瘀通经。方以膈下逐瘀汤加减。

### 5. 寒凝血瘀型

月经停闭不行，小腹冷痛拒按，得暖而解，形寒肢冷，面色青白，舌质紫黯，苔白，脉沉紧。治以温经散寒，活血通经。方以温经汤加减。

### 6. 痰湿阻滞型

月经由稀发量少，渐至停闭不行，形体肥胖，胸胁满闷，呕恶痰多，神疲倦怠，嗜睡懒言，面目虚浮，带下量多清稀，舌淡胖大，苔厚腻，脉沉滑。治以健脾除湿，化痰通经。方以丹溪治湿痰方（图4-2）。

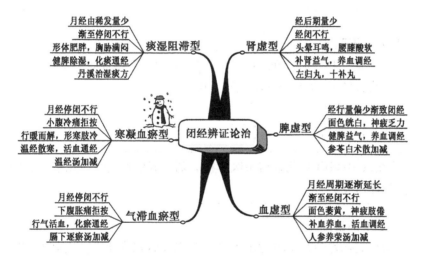

图4-2 闭经的辨证论治

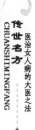
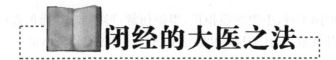

# 闭经的大医之法

## 大医之法一：补肾养血方

**搜索**

### (1)刘奉五验方

药物组成：四物汤、二仙汤、五子衍宗丸：当归、生地黄、白芍、川芎、仙茅、淫羊藿、菟丝子、覆盆子、枸杞子、五味子、车前子。

功效：补肾填精。

主治：闭经肾精不足。

> [北京中医医院,北京市中医学校．刘奉五妇科经验．北京：人民卫生出版社,1982]

### (2)蔡小荪验方

药物组成：炒当归9g,生熟地各9g,川芎9g,熟女贞9g,仙灵脾12g,苁蓉9g,山萸肉9g,制黄精12g,河车大造丸9g(吞)。经过治疗,基础体温呈双相,预示病情好转,可改用调经方。其基本方为：炒当归9g,大熟地9g,川芎4.5g,白芍9g,怀牛膝9g,丹参9g,制香附9g,桂枝3g,红花4.5g,泽兰叶9g。

加减：如络道阻塞者增皂角刺、山甲片,气腥走窜,贯通经络,透达关窍;寒滞者加桂枝,辛温香窜,通阳祛瘀,温经通络;痰湿阻滞者加制南星,下气散血,除痰攻积;白芥子辛温,利气豁痰;月季花佐上药以活血调经通络。

功效：养血填精,补益肝肾。

主治：闭经肝肾不足,精血不充。

> [张文康,蔡小荪,等．中国百年百名中医临床家丛书．北京：中国中医药出版社,2002:19～20,22～23]

**(3)裘笑梅验方**

药物组成:当归 12g,丹参 15g,白芍 9g,熟地 30g,菟丝子 9g,苁蓉 9g,巴戟天 9g,淫羊藿 12g,仙茅 9g,鹿角胶 6g 克(烊冲),阿胶 12g(烊冲),紫河车粉 3g(分吞)。

功效:养血填精,补益肝肾。

主治:闭经肝肾不足,精血不充。

[裘笑梅.裘笑梅妇科临床经验选.杭州:浙江科学技术出版社,1984]

**(4)哈荔田验方**

药物组成:内服方:秦当归 15g,杭白药、山萸肉、女贞子、旱莲草各 12g,粉丹皮 9g,紫丹参、刘寄奴各 15g,车前子 10g(布包)、苡米仁 15g,蜀葵花 6g,原寸冬、细生地各 9g。外用方:蛇床子 9g,吴茱萸 3g,黄柏 6g,桑螵蛸 9g。

功效:补益肝肾,养血调经。

主治:闭经肝肾虚损,血海不足。

[丛春雨.近现代二十五位中医名家妇科经验.北京:中国中医药出版社,1998]

**(5)罗元恺验方**

药物组成:干地黄 25g,黄精 30g,怀牛膝 25g,桂圆肉 15g,山楂肉 30g,桃仁 10g,赤芍 12g,青皮 10g,茯苓 20g。

功效:滋养肝肾,化瘀散结。

主治:闭经肝肾阴不足,兼有瘀滞。

[广州中医学院妇产科教研室.罗元恺医著选.广州:广东科学技术出版社,1980]

**(6)祝谌予验方**

药物组成:菟丝子 10g,五味子 10g,枸杞子 10g,车前子 10g(包),韭菜子 10g,川断 15g,苍白术各 10g,桃仁 10g,红花 10g,当归 10g,川芎 10g,生熟地各 10g,赤芍 10g。

功效:滋肾柔肝,养血调经。

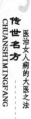

主治:闭经肝肾两亏,冲任失调。

[董振华等.祝谌予临证验案精选.北京:学苑出版社,1996]

### (7)沈仲理验方

药物组成:当归 12g,黄精 15g,鸡血藤 20g,制首乌 12g,生乌贼骨 30g,生茜草 15g,覆盆子 12g,肉苁蓉 12g,白芍 9g,茺蔚子 9g,路路通 9g。

功效:益气养血,通利冲任。

主治:闭经气血不足,冲任不利。

[沈春晖.沈仲理临证医集.上海:上海中医药大学出版社,2001]

### (8)孙浩铭验方

药物组成:鹿角霜 9g,龟下板 30g(先煎),甘枸杞 6g,胡芦巴 9g,巴戟天 6g,补骨脂 6g,京丹参 9g,路路通 9g,乌贼骨 15g,茜草根 15g,秦当归 9g(后入)。

功效:补益肝肾,养血调经。

主治:闭经肝肾不足,冲任二脉空虚。

[福州市人民医院.孙浩铭妇科临床经验.福州:福建人民出版社,1978]

### (9)何子淮验方

药物组成:熟地、紫河车、石楠叶、仙灵脾、仙茅、菟丝子、巨胜子、巴戟肉、天冬、杞子、小茴香等。

加减:若小腹作胀,似有潮意,改用养血温通,加当归、川芎、香附、泽兰等。

功效:益肾填精。

主治:闭经肾精不足。

[陈少春,等.何子淮女科经验集.杭州:浙江科学技术出版社,1982]

### (10)刘云鹏验方

药物组成:益母草 15g,熟地 15g,当归 12g,丹参 15g,茺蔚子 12g,香附

12g,川芎 9g,白芍 9g,枸杞子 15g,覆盆子 9g,五味子 9g,白术 9g,菟丝子 15g,车前子 9g。

加减：肾阳不足者可选加仙茅 9g,仙灵脾 9g,附片 9g,肉桂 6g,巴戟 15g,以温补肾阳；子宫发育不良者,加紫石英 30g,紫河车粉 10g(吞服),以养肾气,益精血。兼肾阴虚者加二至丸以滋养肾阴；脾气虚明显者,加党参 15g,或红参 6g,黄芪 30g,以益气健脾补血；夹热者加生地 9g,丹皮 9g,以清热凉血；血瘀较甚者,酌加桃仁 9g,红花 9g,牛膝 9g,以活血化瘀；兼肝郁气滞者加柴胡 9g,以疏肝解郁。

功效：滋补肝肾,养血填精。

主治：闭经肝肾精血不足。

[张文康,刘云鹏,等．中国百年百名中医临床家丛书——刘云鹏．北京：中国中医药出版社,2002]

## 大医有话说

《景岳全书》谓："命门为精血之海。"《内经》说："女子二七天癸至,经脉通,太冲脉盛,月事能以时下。"先天肾气不足,幼年多病,或房劳过度,多产伤肾,可致冲任两脉亏损,血海空虚,月事不以时下。如《医学正传》云："月水全赖肾水施化,肾水既乏则经水日以干涸。"裘笑梅认为对于此类患者当以温补肾阳,调养冲任为总则,药用仙灵脾、仙茅、胡芦巴、淡苁蓉、巴戟肉、肉桂末为基础,使少火生气,胞宫得暖。月经净后,阴血亏虚,肝肾不足,加用大熟地、阿胶珠、鹿角片等血肉有情之品,入肝肾养血填精,以补充物质基础,使精血渐盈则经水自至；排卵前期加党参、黄芪、丹参益气养血,以助阴精转化促进排卵；排卵后则辅以艾叶、炮姜,加强温肾壮阳暖宫之力,促使基础体温上升并维持在一定水平；经行之前加养血活血之品如当归、川芎、泽兰、蒲黄,使冲任充盈通畅,月事按时来潮。如此进行周期治疗,获效颇佳。盖先天禀赋不足,肾气虚弱,与现代医学所谓的肾上腺皮质发育不良、功能不足有密切关系。据现代药理实验分析,上述诸药有良好地促进肾上腺皮质功能的作用,临床体会其益肾填精之功效也较为理想。另如紫河车、巴戟肉、巨胜子等强壮命门、益精化血,配石楠叶、紫石英、小茴香温暖胞宫血海,祛下焦寒滞,俾使肾气得充,命门火旺,精满血胜而月事能以时下。但在月事欲下未下之际,辅以理气活血之品,则能行气帅血,促使经血顺利而下。

大医之法二：健脾化痰通经方

搜索

**(1)李春华验方**

药物组成：当归、柴胡、白芍、茯苓、白术、益母草、鸡血藤各15g,川芎、陈皮、法半夏各10g。

加减：瘀血偏重,加桃仁、红花各10g;痰湿偏重,加制胆星10g,白芥子15g;气滞明显,加香附、郁金各15g;肾阳偏虚,加仙茅、淫羊藿。

功效：健脾除湿,活血化瘀。

主治：闭经脾虚痰湿。

[陈金荣.李春华运用痰瘀学说治疗妇科疑难病的经验.新中医,1995,27(6):4～5]

**(2)翁充辉验方**

药物组成：山楂30g,怀山药15g,白术12g,苍术12g,茯苓12g,香附9g,丹参12g,甘草9g,益母草30g,川芎9g。

功效：健脾除湿,活血化瘀。

主治：闭经脾虚痰湿。

[翁充辉.中医妇科临证备要.福州:福建科学技术出版社,1986]

**(3)唐吉父验方**

药物组成：苍附导痰丸、启宫丸等方剂加减治疗。

加减：嗜睡者,加石菖蒲、郁金、远志;浮肿者,加牛膝、车前子;妇科检查卵巢增大者,加南星、礞石、皂刺、冰球子;肾阳虚者,加附片、肉桂;脾失健运者,加党参、白术、猪苓、车前子。

功效：健脾除湿,活血化瘀。

主治：闭经脾虚痰湿。

[吴大真,等.现代名中医妇科绝技.北京:科学技术文献出版社,2001]

**(4)何子淮验方**

药物组成:生山楂、薏米仁、姜半夏、茯苓、陈皮、平地木、泽泻、泽兰、苍术、大腹皮、生姜皮。

加减:痰稠咳不畅,加用海浮石、天竺黄;带多酌加扁豆花、白槿皮、川草薢、鸡冠花;水走皮间,肢体浮肿者,加椒目、官桂。

功效:健脾除湿,活血化瘀。

主治:闭经脾虚痰湿。

[陈少春,等.何子淮女科经验集.杭州:浙江科学技术出版社,1982]

**(5)班秀文验方**

药物组成:当归 9g,川芎 6g,白芍 9g,熟地 12g,白术 10g,法半夏 5g,坤草 15g,青皮 9g,艾叶 6g,怀牛膝 6g,甘草 3g。

功效:健脾除湿,活血化瘀。

主治:闭经脾虚痰湿。

[班秀文.班秀文妇科医论医案选.北京:人民卫生出版社,1987]

**(6)裘笑梅验方**

药物组成:大豆卷 10g,平地木 10g,杜赤豆 20g,土茯苓 20g,炒山楂 10g,鸡血藤 15g,制香附 9g,当归 12g,赤芍 9g,大麦芽 20g。

加减:痰湿较重,加仙半夏 9g,制南星 6g,皂角刺 9g,此方在平时服用,经前 7 天服用桃红四物汤加益母草、泽兰、鸡血藤、制香附,增强活血化瘀之功效。

功效:健脾除湿,活血化瘀。

主治:闭经脾虚痰湿。

[裘笑梅.裘氏妇科临证医案精萃.杭州:浙江科学技术出版社,1992]

**(7)蔡小荪验方**

药物组成:全当归 10g,川芎 6g,苍术 5g,制香附 10g,云茯苓 12g,制南星 6g,焦枳壳 5g,白芥子 3g,青陈皮各 5g,生山楂 15g。

加减:痰涎多而欲呕者可加姜半夏;经前头晕如蒙,或语无伦次,或情绪异常者加菖蒲、郁金;大便不通者枳壳易枳实,或加全瓜蒌;经闭不行者可加牛膝、泽兰叶；痰湿壅滞、络道阻塞者可加皂角刺、路路通、山甲片、留行子等，随症酌用。

功效：健脾除湿，活血化瘀。

主治：闭经脾虚痰湿。

[张文康,蔡小荪,等.中国百年百名中医临床家丛书.北京：中国中医药出版社,2002]

### (8)刘云鹏验方

药物组成：山楂炭 12g,苍术 9g,厚朴 9g,陈皮 9g,神曲 9g,炒麦芽 9g,荜澄茄 9g,黄芩 9g,半夏 9g,茯苓 9g,煅瓦楞 30g,甘草 3g。

功效：清热利湿，行气活血。

主治：闭经湿热中阻，气滞血瘀。

[张文康,刘云鹏,等.中国百年百名中医临床家丛书——刘云鹏.北京：中国中医药出版社,2002]

## 大医有话说

本证多见于内分泌失调所致的月经稀少，闭经及无排卵型月经，患者多肥胖不孕。故应采用化湿调冲法。《灵枢·邪客篇》"营气者，泌其津液，注之于脉，化以为血"说明了津血是同源的。病理方面，气滞既可导致血瘀，又可聚湿成痰。《医学入门》指出"痰乃精血所成"。因此，痰瘀形成的闭经应该痰瘀同治。李氏认为痰和瘀血胶结，壅塞胞络导致闭经，方用茯苓、白术健脾除湿化痰；陈皮、法半夏燥湿化痰；当归、川芎、益母草、鸡血藤活血化瘀；柴胡、白芍舒肝、柔肝解郁。何氏认为，痰脂阻隔者外形丰腴，湿滞痰阻，貌似实证，但本质还责之脾肾气化失司。故治疗注重从整体出发，一味采用活血通经不符合辨证论治的原则，是竭泽而渔的劣工做法。故有痰必先化痰，疏通脉络，再以健脾养血，杜绝生痰之源，宜分期耐心调理，循序而进。求效急切，不从本治，欲速反不达，即使一时取效，也不巩固。二陈五皮饮既化痰浊，又利水湿，从标入手，标而本之，五味异功加味，健脾运中，杜绝生痰之源，从本立法，本而标。痰湿去，化源充，则水谷得以化血。在痰去运转的基础上，再用温肾填精、温暖下元、充养血海之剂，能纳能化，促使精化气，气生血，血海充盈，经血得下。蔡氏认为，肾阳虚是形成痰湿闭经主要因素。

盖肾阳者，职司气化、主前后二阴，有调节水液的作用。阳虚气化不利，水液失调，停聚而致痰湿，痰湿内壅，闭塞子宫，胞脉不通致闭。此外，脾虚运化失职，水谷不能化生精血而生痰脂，湿聚脂凝，脉络受阻，胞脉闭塞，逐成闭经。

**大医之法三：疏肝理气通经方**

**搜索**

**（1）姚寓晨验方**

药物组成：紫石英15g，紫丹参15g，紫参15g，琥珀末5g，淮小麦30g，合欢花10g，柏子仁12g，广郁金12g，生卷柏12g。

加减：心火旺者，加焦山栀12g，麦冬10g；心肾失济者，加交泰丸30g（包煎）。

功效：疏肝解郁，宁心。

主治：闭经肝郁。

[杨思澍．中国现代名医验方荟海．武汉：湖北科学技术出版社，1996]

**大医有话说**

闭经一证，有虚实之异，《济阴纲目》引朱丹溪云："因七情伤心，心气停结，故血闭而不行。"此等之证，忧思过度，暗耗心阴，虚火灼精则经闭血枯。应用本方的辨证要点：闭经有明显的精神因素，苔薄、舌质暗红、脉细涩。方中紫丹参功能活血通经，凉血除烦，为心、肝二经之要药。紫参又名石见穿，专司活血止痛。紫石英功能镇心定惊，且能暖宫。二紫相伍，上能定志除烦，下能养血通经。柏子仁功专安神、润肠，为心、脾之要药；淮小麦养心安神，专疗神志不宁，两药相配，养心安神，润燥养营。广郁金具行气解郁，活血祛瘀之功，又系疗神志之恙的要药。生卷柏既能破血通经，又能止血，破血通经当生用，《名医别录》谓卷柏能"强阴益精"，《日华子本草》云卷柏"生用破血"。琥珀末为重镇安神之要药，合欢花功专解郁除烦，两药相合镇惊安神，畅气破瘀，以收通补兼治之效。

**(2)蔡小荪验方**

药物组成:炒当归 9g,大生地 9g,川芎 4.5g,白芍 9g,柴胡 4.5g,制香附 9g,乌药 9g,丹参 12g,广郁金 9g,怀牛膝 9g,红花 4.5g,青陈皮各 4.5g。

加减:如烦躁不安、紧张易怒者,增淮小麦 30g,合欢皮 9g,生甘草 3g,甘以缓急。

功效:疏肝解郁,理气调经。

主治:闭经肝郁。

[张文康,刘云鹏,等.中国百年百名中医临床家丛书——刘云鹏.北京:中国中医药出版社,2002]

**(3)蒲辅周验方**

药物组成:抱木茯苓三钱,炒白术三钱,当归二钱,白芍二钱,醋炒柴胡一钱五分,丹皮一钱五分,炒栀子一钱五分,甘草一钱,制香附三钱,夏枯草三钱,吴茱萸八分,生姜三片。

功效:调理肝脾。

主治:闭经肝脾不调。

[中医研究院.蒲辅周医案.北京:人民卫生出版社,1972]

**(4)班秀文验方**

药物组成:柴胡 5g,当归 9g,白芍 9g,川芎 9g,枳实 9g,香附 9g,益母草 15g,牛膝 5g,川厚朴 9g,合欢花 9g,甘松 5g。

功效:疏肝解郁,活血调经。

主治:闭经肝郁。

[班秀文.班秀文妇科医论医案选.北京:人民卫生出版社,1987]

**(5)王渭川验方**

药物组成:钩藤 10g,白蒺藜 18g,蚕蛹 20 枚(焙干研末,吞服),当归 10g,川芎 6g,生白芍 12g,桃仁 10g,红泽兰 12g,蟅虫 10g,水蛭 6g,红藤 24g,蒲公英 24g,熟酸枣仁 12g,夜交藤 60g,槟榔 10g,琥珀末 6g(冲服或布包煎),山甲珠 10g。

功效:疏肝解郁,行气活血。

主治:闭经气滞血瘀。

[王渭川著;何焕霞,林从禄整理.王渭川疑难病症治验选.成都:四川科学技术出版社,1984]

### (6)祝谌予验方

药物组成:桃仁 10g,红花 10g,当归 10g,川芎 10g,生熟地各 10g,柴胡 10g,桔梗 10g,枳壳 10g,牛膝 10g,丹参 30g,益母草 30g,鸡血藤 30g,王不留行 10g,川断 15g,女贞子 10g,枸杞子 10g,菟丝子 10g。

功效:行气活血,补肾调经。

主治:闭经气滞血瘀,冲任不畅。

[董振华,等.祝谌予临证验案精选.北京:学苑出版社,1996]

### (7)翁充辉验方

药物组成:熟地 15g,当归 12g,川芎 12g,赤芍 12g,三棱 9g,茯苓 9g,桃仁 12g,红花 12g。

功效:调理冲任,补血通经。

主治:闭经气滞血瘀。

[翁充辉.中医妇科临证备要.福州:福建科学技术出版社,1986]

### (8)陈雨苍验方

药物组成:柴胡 6g,郁金 9g,香附 9g,丹参 9g,当归 6g,赤芍 9g,牛膝 9g,川芎 6g,益母草 12g。

加减:若寒凝血瘀,经闭不行,可加桂枝、吴茱;血虚经闭,可加鸡血藤、白芍、何首乌、熟地等。

功效:疏肝解郁,行血调经。

主治:闭经肝郁气血不调。

[杨思澍.中国现代名医验方荟海.武汉:湖北科学技术出版社,1996]

### (9)刘云鹏验方

药物组成:柴胡 9g,当归 9g,白芍 9g,益母草 15g,香附 12g,郁金 9g,川芎 9g,甘草 3g。

加减：肝郁化热者加炒栀子9g，丹皮9g，以清郁热；小腹胀痛者可选加枳实9g，青皮9g，木香9g，槟榔12g，以理气消胀；脾气虚者加党参5g，白术12g，茯苓9g，以益气健脾；兼血瘀腹痛酌加丹参15g，赤芍12g，以及失笑散，以活血化瘀；腰痛加续断12g，巴戟天12g，牛膝9g，以补肾活血止痛；腰胀痛加乌药9g，牛膝9g，以理气活血止痛。

功效：疏肝解郁，行血调经。

主治：闭经肝郁血滞。

[张文康，刘云鹏，等．中国百年百名中医临床家丛书——刘云鹏．北京：中国中医药出版社，2002]

## 大医有话说

闭经有虚实之分，虚者多为气血亏损，血海空虚，无血可下，或肝肾两虚，精血不足；实者多因气滞血瘀，瘀血内阻或寒凝血滞，胞脉不通。本型多与精神过度紧张而使肝气郁结，肝主疏泄生发失常，不能行其"以生血气"之职，气机不畅，血瘀不行，冲任受阻，经闭不行有关。同时与先天肾虚，冲任不盈亦有关。陈氏认为肝藏血，主疏泄，冲脉通于肝，具有调节月经按时排泄之功能。若藏血不足或疏泄失调，均可导致月经病，临床以气滞血瘀之闭经为常见。方以柴胡、郁金、香附疏肝理气，丹参、当归、川芎养血活血，赤芍、益母草、牛膝活血化瘀通经。诸药合之，具有疏肝养血，活血通经之效。刘云鹏认为，七情内伤，以致肝气不舒，导致冲任瘀滞，胞脉阻隔，经闭不行。然而脾为生化之源，经水出诸肾，肝郁气滞可犯脾，脾虚化源不足而血少难以养肝，则肝郁益甚，久之则血瘀。再则乙癸同源，肾气不足，精血不充，肝失所养，疏泄失常，久之气滞血瘀，形成虚实相兼之证。重在疏肝理气，辅以健脾活血调经。经潮时则应活血祛瘀，以因势利导，常主以生化汤。此即刘氏之经前宜理气为主，经期宜活血为主的调经法之一。至于纯气滞血瘀证则自始至终理气活血，化瘀通经。方可随症变，法不可改。

大医之法四：金水相生方

**搜索**

**姚寓晨验方**

药物组成：南北沙参、天麦冬、北五味、冬虫夏草、磁石、炒萎皮、真阿胶、功劳叶、地骨皮、川百合、制黄精。

功效：保肺益肾。

主治：闭经肺肾不足。

> ［丛春雨．近现代二十五位中医名家妇科经验．北京：中国中医药出版社，1998］

**大医有话说**

《景岳全书·女人规》云："枯之为义，无血而然，故或以羸弱，或以困倦，或因咳嗽，或以衣热……而经有久不至者，即无非血枯经闭之候。"据此，姚氏认为，肺虚劳怯而使经水枯闭者，应掌握"上损"这一病理特点，按"调经莫先于去病"的宗旨，以"金水相生"为治则，采取甘温保肺或甘凉清金之法。如此保肺以达益肾之目的，从而使得经水畅通。其中南北沙参润肺生津，清金化痰。

大医之法五：滋阴清热，活血通经方

**搜索**

**(1)刘奉五验方**

药物组成：瓜蒌15g，石斛12g，玄参9g，麦冬9g，生地12g，瞿麦12g，车前子9g，益母草12g，马尾连6g，牛膝12g。

加减：若阳明燥热较盛，开始清热不足，不但经血未通，又见大便燥结。所以加用芦荟、大黄以清肝热通腑热反而经血能通。兼见阴虚低热，虚实兼见，故加用栀子清三焦之燥热以及青蒿、地骨皮，配合生地加强育阴清其虚热。兼见血热上逆，故加丹皮，赤芍、白茅根以凉血活血，并用栀子、黄芩清三焦之燥热，后期燥热见轻，月经已行，兼见气滞血瘀，故加强行气、活血、通经之品因势利导。

功效：滋阴清热，活血通经。

主治：闭经阴虚兼有血瘀。

［北京中医医院．刘奉五妇科经验．北京：人民卫生出版社，1994］

### （2）裘笑梅验方

药物组成：川秦艽 9g，知母 9g，银柴胡 9g，陈青蒿 9g，赤芍 9g，丹皮 9g，地骨皮 12g，炙鳖甲 15g，大生地 12g，制首乌 9g，炙甘草 3g。

功效：滋补阴血。

主治：闭经虚劳内热。

［裘笑梅．裘氏妇科临证医案精萃．杭州：浙江科学技术出版社，1992］

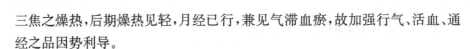

本型闭经多与阴虚内热所引起的血涸经闭有关。刘氏方以瓜蒌、石斛为主药，瓜蒌甘寒润燥，宽胸利气；石斛甘淡微寒，益胃生津，滋阴除热，合用共奏宽胸润肠，利气和胃之效。另加玄参、麦冬养阴增液。因本病源于阴虚血燥，故在四物汤中去掉较为温燥的当归、川芎，用生地滋阴生血；瞿麦、车前子活血通经；益母草偏寒，通经活血之中又能生津液；马尾连（或栀子）清胃热，热去则津液能以自生；牛膝引血下行，以期经行血至之目的。由于药性平和可以长期服用。在临床应用时若见大便燥结，也可先用三合汤，待阳明燥实已解，仍可改用本方作为后续治疗。裘笑梅认为，对于虚劳内热型闭经，初用秦艽鳖甲汤加减以滋阴血而退骨蒸，服药后潮热渐退，但经水未下，盖阴虚内热，必耗气血，改用益气补血养心法调理，以归脾汤化裁，旨在温补心脾，以资化源，经水自调。

## 大医之法六：益气养血通经方

**搜索**

**(1)王渭川验方**

药物组成：党参30g，鸡血藤18g，生黄芪60g，黑骨脂12g，地鳖虫10g，水蛭6g，红泽兰12g，益母草24g，当归10g，川芎6g，炒蒲黄10g，红藤24g，蒲公英24g，槟榔10g，琥珀末6g。

功效：益气养血。

主治：闭经气血不足。

[王渭川．王渭川妇科治疗经验．成都：四川人民出版社，1981]

**(2)朱小南验方**

药物组成：棉花根30g，茺蔚子12g，黑大豆12g，香附6g，仙鹤草12g，鸡血藤膏6g，甘草3g。

功效：健脾养血。

主治：闭经脾虚气血不足。

[朱南孙，等．朱小南妇科经验选．北京：人民卫生出版社，1981]

**(3)班秀文验方**

药物组成：北沙参10g，麦冬10g，归身12g，生地10g，川杞子10g，川楝子5g，瓜蒌壳10g，合欢皮10g。

功效：滋补阴血，调补冲任。

主治：闭经阴血亏虚，冲任二脉失养。

[班秀文．班秀文妇科医论医案选．北京：人民卫生出版社，1987]

**大医有话说**

《内经》云："中焦受气取汁，变化而赤，是谓血。"《景岳全书》也说："经血为水谷之精气，和调于五脏，洒陈于六腑，乃能入于脉也，凡其源源而来，生化于脾，总统于心，藏受于肝，宣布于肺，施泄于肾，以灌溉一身。"或因脾胃素弱，或因忧思劳伤心脾，中土不运，血气无源，故其治重于脾。《金匮要略》：

"脾气衰则鹜溏,胃气衰则身肿;少阳脉卑,少阴脉细,男子则小便不利,妇人则经水不通。"说明脾胃虚弱,养料不够,能引起经闭,脾虚又能形成浮肿。元代李东垣谓:"妇人脾胃久虚,形体羸弱,气血俱衰而致经水不行。"本证气血虚弱,关键抓住中焦化源不足。阴血为月经之源,阴血亏虚,则冲任二脉失养,血海不能满溢,故经闭不行。班秀文取一贯煎加甘寒之瓜蒌壳以清润宽胸,合欢皮以宁神解郁,意在既能滋养阴血,又能润通血脉。诊治时用药虽有所增减,但均不离柔肝、补肾、健脾之品,平允冲和,阴阳气血并补,精血得生,冲任得养,血海充溢,经水自行。待症状改善,月经行后,或嘱久服归脾丸补脾养血,或不专事药用,而以红枣、扁豆、花生肉(带衣)煮烂佐食,也可达到健脾生血的目的。

### (4)裘笑梅验方

药物组成:太子参 30g,清炙芪 10g,当归 9g,炒白术 10g,仙灵脾 12g,炒枣仁 9g,制远志 6g,辰茯神 9g,扁豆花 6g,佛手花 6g,玫瑰花 3g,川朴花 6g,代代花 3g,青陈皮各 4g。

功效:气血双补,调补冲任。

主治:闭经血海空虚,冲任失养,经汛不能自转证。

> [裘笑梅. 裘氏妇科临证医案精萃. 杭州:浙江科学技术出版社,1992]

### (5)刘奉五验方

药物组成:当归三钱,白芍三钱,川芎一钱半,熟地三钱,桃仁三钱,红花二钱,益母草三钱,党参五钱,莲肉三钱,山药四钱,生芪一两,远志三钱,牛膝三钱,炒枣仁三钱。

功效:健脾补肾。

主治:闭经脾肾不足。

> [北京中医医院,北京市中医学校. 刘奉五妇科经验. 北京:人民卫生出版社,1982]

### (6)何子淮验方

药物组成:炒党参 15g,炒白芍 12g,焦白术、怀山药、炒扁豆、平地木、川断、仙灵脾、当归、茯苓各 9g,橘皮、橘络、炙甘草各 6g,远志 3g。

功效:益气养血。

主治：闭经气血虚弱。

［陈少春,等．何子淮女科经验集．杭州：浙江科学技术出版社,1982］

## 大医有话说

闭经发生的原因，虽然多种多样，但总的来说，主要是有余和不足两方面。不足者多责在肾，因经本于肾，肾气旺盛，滋养天癸，任通冲盛，精溢而经水自通，"月水全赖肾水施化，肾水既乏，则经水日以干涸"（《医学正传》）。当肝肾亏损，阴血不足，甚至血枯阴竭时，血海空虚，无血可下则导致闭经。有余者多为气滞血瘀，或痰湿郁滞，脉道不通，经血不得下行所致。其治疗原则，虚者宜补，实者宜通。但症情错综复杂，往往虚中夹实，实中有虚，因而虚不可纯补，实不可偏攻，必须权衡其轻重缓急，分清主次，或补中有通，或通中兼补。肾藏精化天癸主生殖，脾化生气血之源，肝藏血主疏泄而调节冲任，故治闭经不离肝脾肾三脏。由于肝不仅储存和调节血量，而且又为冲任脉之所系，有"女子以肝为先天"之说，在病变上，肝郁则诸脏皆郁。因而从肝论治，尤为重要。闭经的治疗，有余者易治，只要审证准确，用药得当，痰瘀消除胞脉顺通，则经水自下；不足者难治，尤以肾阴亏损，真元枯竭之变，非急速所能奏效，必须善于用药，徐图调养，待其精血恢复，血海充溢，经闭始通。

刘奉五治疗闭经据病情程度和阶段的不同，偏于寒者以温经汤为主方以温之，挟瘀者，可用得生丹或逍遥散以疏之，经闭日久者，可加桃仁、红花、牛膝引血下行以开其闭，若因脾虚，气血津液化源不足，可用八珍益母丸、归脾汤以补之，若为产后大出血所引起的血虚肾亏经闭，可用经验方四二五合方以温补之。翁充辉认为闭经临床表现总以虚为主，或虚中夹实，但无纯粹虚证。故治疗每用行气活血药后，必着重补虚，培其根本。刘云鹏根据女性生理特征指出，少女闭经当从肾论治，采用补肾养血调经法；中年经闭，多为气滞血瘀，治疗常需调经活血，使气顺血和。何子淮认为闭经病机有血虚、痰湿两种。血虚者，欲予通之，必先充之，采用补肾益脾、养血调冲为法；痰湿者，本质为脾肾气化失司，治先以化痰以治标，再需健脾养血以杜绝生痰之源。对人工流产后闭经，提出"肾虚胞脉受创论"，用补肾填精养冲任法。对产后大出血致闭经，类似席汉综合征，则以温肾填精，调补冲任为法。裘笑梅以辨病辨证结合的中西医两法诊治本病，如肾气不足型闭经，类似于卵巢功能不全或早衰;肝气郁结型闭经,属下丘脑——垂体——性腺轴改变范畴;肥胖而脾肾阳虚痰湿型闭经,属多囊卵巢范畴。临床均采用中医周期疗法。哈荔田强调"气血中和,万病不生"原则,主张血枯宜补,血滞宜通,治疗必佐活血利气,忌辛热滋腻;攻破相伍养血和肝、健脾生津之品,不宜苦寒辛燥。预后注重巩固疗效,不以一通为足。朱小南临诊分型明确,调理明晰。姚寓晨认为,闭经以气血精液亏虚最为多见,而肝郁阴虚亦属常见,推崇张景岳"补而通之、泻而通之"治则,不论虚实闭经,皆通补兼施,或以补益为主,佐入行气活血之品;或以利气活血为主,伍入柔养肝肾之阴药。同时还别具一格提出金水相生法治疗闭经,用于肺虚劳怯而致的经水枯闭者,保肺益肾,从而使得经水畅通。

# 第5章 名医话名方，赶走痛经不用愁

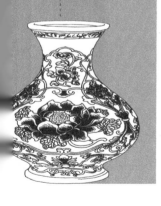

　　痛经是指妇女在行经前后或经期，出现周期性小腹疼痛或痛引腰骶，甚则剧痛昏厥，以致影响工作和日常生活者，亦称经行腹痛。若经前或经行初期仅感小腹或腰部轻微胀痛不适，这为经期常见现象，不作病论。

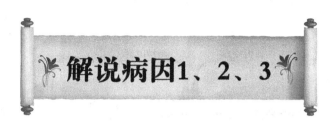

# 解说病因1、2、3

痛经主要是由于气血运行不畅所致，所谓"不通则痛"。导致气血运行不畅有以下原因：

## 1. 精神因素的影响

情志不好，以致肝气郁滞，气机望滞，运行不畅，形成气滞。气滞则血亦滞，因而导致月经困难。亦有由于经期或产后，不注意卫生及调理，余血未净，阻滞胞脉，以致月经周期前后，阻滞排经，因而下腹疼痛。

## 2. 经期、产后身体的防御力减低

如被冷水或污水浸及下体或下部感受寒冷，或过食寒凉生冷食物，或久居阴湿之地，以致湿邪客于胞宫，影响气血运行，形成月经排出困难，因而疼痛。

## 3. 平素气血不足

行经之后，气血两虚，胞脉失养，因而下腹绵绵作痛。

## 4. 肝肾亏虚

肝肾亏损，或房室不节，以致精亏血少，冲任不足。经行血枯，血海空虚，更不能滋养胞脉，故使小腹虚痛。

中医学认为，本病的发生主要是由于冲任气血运行不畅所致。其机制以"不通则痛"、"不荣则痛"而概括。凡素体脾胃虚弱，气血不足，肝肾亏损，皆可致冲任受损，血海虚少，冲任胞宫失养而不荣则痛，引起痛经；或因气滞血瘀，寒凝胞中，湿热下注；或素多抑郁，以致气机失于条达，邪气与血相干，血海气盛血实,冲任、胞宫阻滞不畅而不通则痛,发生痛经。大多情况下,痛经发生在经前,痛以挛痛、绞痛、刺痛、剧痛为主,拒揉拒按者属实;而痛经发生在经期将净之时,或延至经净之后,痛以隐痛、空痛、痛轻,喜揉喜按者属虚(图5-1)。

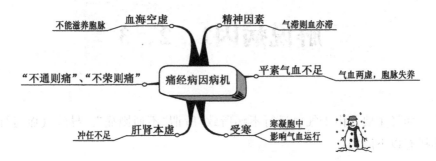

**图5-1　痛经的病因病机**

西医学认为,痛经与内分泌失调或生殖器官发育不全有关。分为两类,即原发性痛经和继发性痛经,前者指生殖器官无器质性病变,又称功能性痛经,它常常因子宫张力增加和过度痉挛性收缩,子宫合成和释放前列腺素增加,前列腺素作用于子宫肌及血管,使子宫痉挛性收缩而引起疼痛,前列腺素进入血液循环,则可引起恶心、呕吐、昏厥等全身性反应。后者指生殖器官有明显病变者,如子宫发育不良,膜样月经,子宫内膜异位症、盆腔炎、肿瘤等,病程较长,较难治愈。此外,子宫发育不良、子宫畸形、子宫过度前倾或后倾、子宫颈狭窄等使经血排出受阻,亦可引起痛经。

# 中医治病，先要辨证

## 1. 肾气亏损型

经期或经后小腹绵绵作痛,腰部酸胀,经色黯淡,量少,质稀薄,头晕耳鸣,面色晦暗。舌质淡,苔薄,脉沉细。治以补肾填精,养血止痛。方以调肝方。

### 2. 气血虚弱型

经期小腹隐隐作痛，或小腹及阴部空坠，喜揉按，月经量少，色淡质薄，或神疲乏力，或面色无华，或纳少便溏。舌质淡，苔薄白，脉细弱。治以益气补血，和营止痛。方以黄芪建中汤。

### 3. 气滞血瘀型

经前或经期，小腹胀痛拒按，甚则剧痛而恶心呕吐，伴胸胁作胀，或经量少，或经行不畅，经色紫黯有块，血块排出后痛减，经净疼痛消失。舌紫黯或有瘀点，苔薄白，脉弦或弦滑。治以行气活血，化瘀通经。方以膈下逐瘀汤。

### 4. 寒凝血瘀型

经前数日或经期小腹冷痛，得热痛减，按之痛甚，经量少，经色黯黑或有血块，或畏冷身疼。舌淡紫，苔白腻，脉沉紧。治以温经散寒，活血通经。方以温经汤加减。

### 5. 湿热蕴结型

经前或经期，小腹灼痛拒按，痛连腰骶，经量多或经期长，色深红，质黏腻，小便黄赤，平日带下量多，黄稠臭秽，舌苔黄腻，根部稍厚，脉滑数。治以清利湿热，化瘀止痛。方以清热调血汤加减（图5-2）。

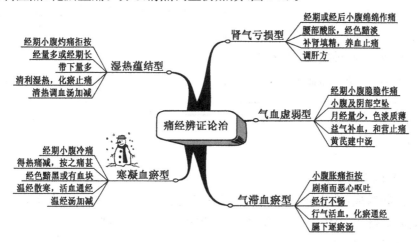

图 5-2 痛经的辨证论治

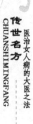
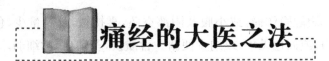

# 痛经的大医之法

## 大医之法一：理气活血，祛瘀止痛方

**搜索**

### (1)蔡小荪验方

药物组成：当归 9g，川芎 4.5g，牛膝 9g，香附 9g，元胡 9g，丹参 9g，红花 4.5g，白芍 9g。

功效：理气活血，祛瘀止痛。

主治：痛经气滞血瘀。

> ［张文康，黄素英，等．中国百年百名中医临床家丛书——蔡小荪．北京：中国中医药出版社，2002］

### (2)裘笑梅验方

药物组成：当归 9g，白芍 9g，川芎 4.5g，生地 15g，川楝子 9g，延胡索 9g，广木香 9g，乌药 9g，乳香 4.5g，没药 4.5g(去油)。

功效：疏肝理气，活血祛瘀。

主治：痛经气滞血瘀。

> ［裘笑梅．裘笑梅妇科临床经验选．杭州：浙江科学技术出版社，1984］

### (3)朱南孙验方

药物组成：生蒲黄(包)30g，炒五灵脂(包)15g，三棱 15g，莪术 15g，乳香 3g，没药 3g，生山楂 15g，小青皮 6g，血竭粉 2g(另包)吞服。

功效：行气活血，祛瘀生新。

主治：痛经气血瘀滞。

[丛春雨．近现代二十五位中医名家妇科经验．北京：中国中医药出版社，1998]

### (4)班秀文验方

药物组成：当归9g，川芎6g，白芍9g，熟地12g，坤草15g，莪术5g，三棱5g，路路通9g，红枣9g。

功效：行气活血。

主治：痛经气血瘀滞。

[班秀文．班秀文妇科医论医案选．北京：人民卫生出版社，1987]

### (5)刘奉五验方

药物组成：当归三钱，炒白芍三钱，川芎一钱半，益母草三钱，柴胡一钱半，木香一钱半，枳壳一钱半，制香附三钱，延胡索三钱，五灵脂三钱，小茴香三钱。

功效：行气活血。

主治：痛经气郁血滞所致实证，兼有寒象。

[北京中医医院，北京市中医学校．刘奉五妇科经验．北京：人民卫生出版社，1982]

### (6)何子淮验方

药物组成：失笑散、制没药、当归、川芎、广木香、制香附、赤白芍、血竭、五灵脂、艾叶。

功效：活血化瘀。

主治：痛经血瘀。

[陈少春，等．何子淮女科经验集．杭州：浙江科学技术出版社，1982]

### (7)王玉玲验方

药物组成：当归、川芎、白芍、熟地、香附、丹参、五灵脂、白术、益母草各10g，甘草3g。

加减：若经后带下量多色黄，则予清利止带；气血瘀滞重者，加乌药、桃仁、红花、泽兰；经行胸乳胀痛者，加柴胡、郁金；经行腰痛，加杜仲、川断、牛膝。

用法：以经前、经期、经后 3 个阶段为 1 个周期，3 个周期为一疗程。

功效：疏肝行气，活血化瘀。

主治：痛经气血瘀滞。

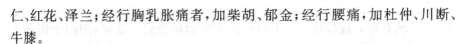

［全亚萍．王玉玲治疗月经病经验．四川中医，1997 年第 2 期］

### (8)宋光济验方

药物组成：炒当归、焦白芍、柴胡、广郁金、鸡苏散、八月札、川楝子、延胡索、红藤。

加减：若合并为子宫肌瘤者，可加土贝母、生牡蛎、玄参、海藻、昆布、小金丹等软坚散结的药物。

功效：疏肝泄热，行气利湿。

主治：痛经肝热兼有湿热。

［丛春雨．近现代二十五位中医名家妇科经验．北京：中国中医药出版社，1998］

### (9)秦继章验方

药物组成：当归 12g，醋白芍 15～30g，丹参 15～30g，炒川芎 6～10g，乌药 6～10g，陈皮 6～12g，醋香附 10g，醋延胡 10g，柴胡 10g。

加减：腹痛喜热喜按者，加干姜、吴茱萸各 6g，紫苏 9g；腹痛拒按伴有血块者，加五灵脂、炒蒲黄、丹皮各 10g；腹剧痛者，加川牛膝 15g，乳香 10g；月经量多者，加阿胶(烊化)10g，黑地榆、乌梅炭各 30g，去丹参、川芎；月经量少者，加益母草、鸡血藤各 20g；带下量多者，色白加山药 30g，焦白术 20g，色黄加龙胆草、黄柏各 10g；恶心呕吐者，加姜半夏、藿香各 10g；腰痛者，加黑杜仲 30g，桑寄生 24g，川断 10g；胃纳差者，加神曲、炒麦芽、炒山楂各 10g；头晕头痛者，加熟地 20g，山萸肉、杞子各 12g，黄精 24g；倦怠乏力者，加太子参、焦白术各 10g，黄芪 15g。

功效：疏肝行气，活血止痛。

主治：痛经肝郁气滞。

［杨思澍．中国现代名医验方荟海．武汉：湖北科学技术出版社，
1996］

**(10)陈雨苍验方**

药物组成：柴胡、郁金、香附、川楝、元胡、蒲黄、五灵脂、当归、白芍。

加减：若兼热伴口苦、咽干、烦躁易怒，面红唇赤，舌红，月经先期，或经量多、色红者，加丹皮、黑栀、茜草、黄芩等清热凉血；瘀阻甚者，经色暗红有块，加丹参、泽兰活血化瘀，若经血不畅，再酌加桃仁、红花破瘀通经；因寒致瘀，小腹冷痛，肢冷面青者，加吴茱萸、桂枝，并酌减柴胡、郁金；兼湿甚苔白者，加陈皮、半夏；气滞甚，经前胸闷胁痛者，加枳壳宽胸理气；经前乳房胀痛，可增入青皮、橘叶、橘络等理气通络之药。

功效：疏肝理气。

主治：痛经肝郁气滞。

［杨思澍．中国现代名医验方荟海．武汉：湖北科学技术出版社，
1996］

## 大医有话说

陈雨苍以柴胡、郁金、香附疏肝理气；川楝、元胡、五灵脂理气活血，化瘀止痛，可使气行血活，瘀去经通；妇人以血为本，故以当归、白芍养血柔肝，调理冲任，使气血调和，任通冲盛，经候如常。诸药合用，共奏疏肝理气，活血化瘀，养血柔肝之功。

**(11)张良英验方**

药物组成：当归、川芎、芍药、丹参、台乌、枳壳、延胡索、五灵脂、桂枝、甘草。

功效：行气活血止痛。

主治：痛经气血不通。

［苗晓玲，等．张良英教授辨治痛经75例经验总结．云南中医药杂志，1999，20(6)：1～2］

**(12)刘云鹏验方**

药物组成：丁香9g，小茴香9g，木香9g，五灵脂15g，枳壳9g，川楝子9g，

三棱 12g,莪术 12g,青皮 9g,玄胡 12g,乳没各 15g,蒲黄 9g。

加减:月经量少者选加桃仁 9g,红花 9g,当归 12g,川芎 9g,赤芍 15g,以加强活血化瘀之力;腰胀痛者,加乌药 9g,牛膝 9g,以理气活血止痛;有寒加桂枝 6g,艾叶 9g,以散寒;有热者,选加黄芩 9g,炒栀子 9g,丹皮 9g,以清热。

功效:疏肝理气,活血止痛。

主治:痛经气血瘀滞。

[张文康,刘云鹏,等.中国百年百名中医临床家丛书——刘云鹏.北京:中国中医药出版社,2002]

### (13)孙浩铭验方

药物组成:小桂枝 4.5g(后入),秦当归 6g(后入),川芎 3g,酒炒芍 6g,怀牛膝 15g,炙甘草 3g,粉丹皮 4.5g,潞党参 9g,路路通 9g,制香附 6g,青陈皮 4.5g(各半)。

功效:补气活血止痛。

主治:痛经气血瘀滞。

[福州市人民医院.孙浩铭妇科临床经验.福州:福建人民出版社,1978]

## 大医有话说

《景岳》云:"经行腹痛症,有虚实……但实中有虚,虚中亦有实,此当于形气禀质兼而辨之。"裘笑梅认为痛经为妇科常见疾病之一,临床以气滞血瘀型较多见。因为女子善怀,每多忧郁,则肝不条达,气不和畅,导致肝郁气滞,往往于经前经初,腹胀疼痛。夫气为血帅,气行则血自畅。调经定痛散是裘氏治疗气滞血瘀痛经之秘方,临床卓有疗效。对其服法,宜在经行前3～5天开始,服至经转第2天或经净后止。以四物汤养血调经,合金铃子散理气止痛,更加木香、乌药增强疏肝理气之力,佐乳香、没药活血祛瘀以定痛。通补并用,气血两调,是治疗气滞血瘀痛经的良方。朱氏认为,脱膜痛经的病机为气血凝滞,不通则痛,此类患者疼痛较剧,据"急则治其标"的原则,先予止痛,治疗原则是活血化膜,理气止痛或祛瘀止血止痛。综合"血竭散"、"失笑散"、"通瘀煎"诸方而成,定名为化膜汤。以生蒲黄、血竭粉为主,活血化瘀,散结止痛;炒五灵脂祛瘀止血止痛;三棱、莪术通瘀散结;乳香、没药行滞止痛;小青皮、生山楂软坚散结止痛。若经量过多者,上方蒲黄、山楂均炒炭,去三棱、莪术,加三七粉、炮姜炭,通涩并举,祛瘀生新。棱香手拈汤系刘云鹏治子宫内膜异位症之痛经属气滞较重而血瘀之专方。血依气推动,得温则流通,故用丁香、小茴香行气导滞,温通气机;青皮疏肝行气;川楝子清下焦郁热且有行肝气、止痛之功;枳壳、木香理脾胃之气滞而消腹胀;三棱、莪术化瘀消癥,加入内金、水蛭,其力更强,为刘氏治癥瘕常用之品;山楂祛瘀止腹痛,有"消肉积"之功。此病非短期可能治愈。控制痛经之后,每用丸药以缓图治本,经期用汤药以止其痛,待以时日,可望获愈。

## 大医之法二:温经散寒,化瘀止痛方

**搜索**

**(1)何子淮验方**

药物组成:附子、肉桂、干姜、艾叶、淡吴萸、延胡索、香附、广木香、炒当归、炒川芎。

加减:形体壮实、疼痛剧烈者,加用制川、草乌,广木香改用红木香,个别患者经行量多,色褐黑,艾叶改用艾炭,干姜改炮姜。

用法:为防止服药呕吐,可先在口内滴数滴生酱油然后服药。

功效:温经散寒,化瘀止痛。

主治:痛经寒凝血脉。

[陈少春,等.何子淮女科经验集.杭州:浙江科学技术出版社,1982]

**(2)蒲辅周验方**

药物组成:金铃子散,四物汤去地黄加桂枝、吴萸、藁本、细辛。

功效:温经散寒,暖宫止痛。

主治:痛经寒阻胞宫。

[中医研究院.蒲辅周医案.北京:人民卫生出版社,1972]

**(3)班秀文验方一**

药物组成:骨碎补15g,归身9g,川芎9g,白芍5g,熟地15g,艾叶5g,坤草9g,吴茱萸2g,莪术5g,香附5g,炙草5g。

功效:温补肾阳,暖宫止痛。

主治:痛经肝肾阳虚,胞宫寒冷。

[班秀文.班秀文妇科医论医案选.北京:人民卫生出版社,1987]

### (4)宋光济验方

药物组成:制川乌、炒白术、焦白芍、川芎、肉桂、吴萸、姜半夏、炒党参、独活、威灵仙。

加减:血块多加炙没药、丹参、泽兰、益母草、失笑散;腹胀痛加制香附、小茴、艾叶;夹湿加苍术、茯苓;肾阳虚或妇科检查子宫发育不良者加鹿角片、紫石英、仙灵脾、巴戟肉。

功效:温经散寒,暖宫止痛。

主治:痛经血寒。

[丛春雨.近现代二十五位中医名家妇科经验.北京:中国中医药出版社,1998]

### (5)祝谌予验方

药物组成:艾叶 10g,香附 10g,当归 10g,川芎 10g,生熟地各 10g,赤白芍各 10g,橘核 10g,荔枝核 15g,柴胡 10g,白蒺藜 10g,苍白术各 10g,白芷10g,川断 10g,枸杞子 10g。

功效:调理气血,温经止痛。

主治:痛经气滞寒凝,气血不和。

[董振华,等.祝谌予临证验案精选.北京:学苑出版社,1996]

### (6)裘笑梅验方

药物组成:桂枝 6g,淡附子 1.5g,肉桂末 1.5g(吞),酒当归 10g,制川芎5g,制延胡索 12g,炒川楝子 9g,台乌药 9g,炒赤芍 9g,丹皮 9g,炒小茴 3g,广木香 9g,苏木屑 9g,制乳香 4g,制没药 4g。

功效:助阳逐寒,活血散瘀。

主治:痛经寒邪侵入胞宫,血因寒而滞行,致成瘀积。

[裘笑梅.裘氏妇科临证医案精萃.杭州:浙江科学技术出版社,1992]

**(7)孙浩铭验方**

药物组成:粉丹皮 6g,小桂枝 4.5g(后入),蓬莪术 4.5g,川芎 6g,秦当归 9g(后入),赤芍药 6g,光桃仁 9g,川牛膝 9g,失笑散 12g(布包),元胡索 9g,小茴香 6g(后入)。

功效:温经散寒,活血行瘀。

主治:痛经寒邪留阻冲任,胞脉气血凝滞。

[福州市人民医院.孙浩铭妇科临床经验.福州:福建人民出版社,1978]

**(8)刘奉五验方**

药物组成:熟附片三钱,炮姜二钱,吴茱萸二钱,焦白术三钱,橘皮二钱,木香一钱半,当归四钱,香附三钱,炙甘草一钱半,沉香面三分(分冲)。

功效:温经散寒,舒气养血。

主治:痛经脾胃虚寒。

[北京中医医院,北京市中医学校.刘奉五妇科经验.北京:人民卫生出版社,1982]

**(9)蔡小荪验方**

药物组成:当归 10g,大生地 10g,川芎 6g,白芍 10g,制香附 10g,小茴香 3g,淡吴萸 2.5g,桂枝 3g,延胡索 12g,煨姜 2 片,艾叶 3g。

加减:腹胀者加乌药;无畏寒肢清者桂枝易肉桂;背冷者加鹿角霜;腹泻者煨姜易炮姜;脘腹胀满者香附易木香;经量偏少者加牛膝、红花,或桃仁、丹参等择用。

功效:养血调经,散寒止痛。

主治:痛经血虚血寒。

[张文康,等.中国百年百名中医临床家丛书——蔡小荪.北京:中国中医药出版社,2002]

**(10)金梦贤验方**

药物组成:五灵脂炭(包)20g,元胡 20g,蒲黄炭 20g,乳香 15g,没药 20g,香附 20g,当归 20g,木通 10g,大枣 15g,甘草 6g。

用法:经期腹痛绵绵者,可用黄酒或白开水送下,每日 3 次。

功效:散寒行滞。

主治:痛经属寒凝血瘀者。

[杨思澍.中国现代名医验方荟海.武汉:湖北科学技术出版社,1996]

### (11)刘云鹏验方

药物组成:小茴香 9g,当归 15g,肉桂 6g,玄胡 10g,五灵脂 15g,蒲黄 9g,没药 15g,干姜 9g,川芎 9g,赤芍 12g。

功效:散寒行滞,化瘀止痛。

主治:痛经由寒致滞,由滞而凝,由凝成瘀,由瘀致痛。

[张文康,刘云鹏,等.中国百年百名中医临床家丛书——刘云鹏.北京:中国中医药出版社,2002]

### (12)班秀文验方二

药物组成:当归 9g,白芍 9g,川芎 5g,炙北芪 15g,菟丝子 15g,枳壳 9g,荆芥 5g,羌活 5g,艾叶 5g,肉苁蓉 15g,泽兰 9g。

功效:温经散寒,行气活血。

主治:痛经寒邪乘虚入胞宫,血凝瘀滞于经脉。

[班秀文.班秀文妇科医论医案选.北京:人民卫生出版社,1987]

## 大医有话说

此类患者大多症势急重,月经愆期,经行量少,病因病机为寒湿伤及下焦,客于胞宫。何子淮认为此型痛经辨证要点是"寒"、"痛"二字,治疗应选用温热之品,使得气血温和,血行通畅,达到当月痛止,下月期准,症状消失之目的。

陈自明《妇人大全良方》:"妇人经来腹痛,由风冷客于胞络冲任"。寒湿之邪搏于冲任,血海为之凝滞,不通则生疼痛,久而阴寒内盛,阳气更微。何氏方偏用辛温大热之品,宗张仲景"回阳救逆"之旨,破阴寒,振阳气。附子配干姜,温中驱散寒邪,加淡吴萸、肉桂、艾叶温经暖宫,散寒湿水气,配木香行气温中;掺延胡索行瘀止痛,重用川芎,使运行气血、胞宫内寒转温,脉络得通,瘀露得化,经畅痛消,吐泄自止,又符"通则不痛"之理。

丛春雨认为痛经患者中属于现代医学的膜样痛经、子宫内膜异位症痛经者多属寒凝型。此类患者经前1天或行经时小腹冷痛，痛势剧烈，得热则减，血色暗红有块，或如黑豆渣样，经量少或不畅，肢冷，治疗时选用川乌温经汤（经验方）。

祝谌予认为，妇女痛经以气滞血瘀，寒凝胞脉者较为常见。因经水为血所化，血随气行，得寒则凝，得温则流。倘经期贪凉饮冷，涉水冒寒致寒凝胞宫，或情志伤肝，气滞血瘀，必致经行不畅，不通则痛，故以行气活血，温经散寒为主要治则。祝氏治以艾叶温经散寒；香附、橘核、荔枝核行气止痛；四物汤养血活血；苍白术、白芷健脾燥湿；柴胡、白蒺藜舒肝解郁；川断、枸杞子补肾壮腰，全方从肝、脾、肾三脏入手，调理气血，散寒燥湿，温经止痛，每收良效。

刘云鹏用少腹逐瘀汤正对其证，方中小茴香、干姜、肉桂温经散寒；当归、川芎、赤芍活血调经；玄胡、蒲黄、乳没祛瘀止痛；气为血帅，气行则血行，故加香附以增行气之功；瘀血内留，不通则痛，特加桃仁、红花以加强通经下瘀之力。药后经量增而痛坠减，此通则不痛之谓。

班秀文认为本病病机为寒邪乘虚入胞宫，血凝瘀滞于经脉。病起于寒，故以温暖肝肾，养血调经之法治之。寒湿除尽，血脉通畅，痛经消失。以芎、归、芍补血活血，菟丝子、肉苁蓉辛甘咸温，补肾生精，炙芪甘温益气生血，艾叶温暖下焦，撑动胞宫，枳壳、荆芥、羌活行气疏通，泽兰、莪术消滞化瘀。综合全方，有"行气滞，通血脉"之功。

### 大医之法三：清热除湿，化瘀止痛方

### (1)沈仲理验方

药物组成：当归 10g，川芎 10g，赤芍 12g，大生地 12g，红藤 30g，败酱草 20g，金铃子 10g，炒五灵脂 12g，炙乳没(各)5g。

功效：清热凉血，祛瘀定痛。

主治：痛经热郁。

[丛春雨.近现代二十五位中医名家妇科经验.北京:中国中医药出版社,1998]

**(2)裘笑梅验方**

药物组成:马齿苋 10g,半枝莲 10g,蛇舌草 12g,炒山楂 10g,大麦芽 10g,炙鳖甲 10g,昆布 9g,海藻 9g,荆芥穗 6g,防风 3g,路路通 6g。

功效:清热通利,活血祛瘀。

主治:痛经湿热。

> [裘笑梅.裘氏妇科临证医案精萃.杭州:浙江科学技术出版社, 1992]

**(3)刘奉五验方**

药物组成:萆薢四钱,瞿麦四钱,萹蓄四钱,车前子三钱,木通一钱,龟板五钱,黄柏二钱,川楝子三钱,龙胆草二钱,白鲜皮三钱,地肤子三钱,丹参五钱。

功效:清热利湿,调经止痛。

主治:湿热伤于血分,热壅络阻而致痛经。

> [北京中医医院,北京市中医学校.刘奉五妇科经验.北京:人民卫生出版社,1982]

**(4)蔡小荪验方**

药物组成:炒当归 10g,大生地 10g,川芎 6g,赤芍 10g,丹皮 10g,怀牛膝 10g,败酱草 30g,红藤 20g,桂枝 3g,金铃子 10g,延胡索 12g。

加减:如经量不畅可加丹参、红花;发热者加柴胡、连翘;大便不畅者加全瓜蒌;便秘腹胀者加大黄;胸闷者可加广郁金;湿热甚且舌苔厚腻者加生苡仁,可增量至 30g。

> [张文康,黄素英,等.中国百年百名中医临床家丛书——蔡小荪.北京:中国中医药出版社,2002]

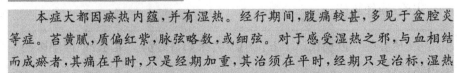

**大医有话说**

本症大都因瘀热内蕴,并有湿热。经行期间,腹痛较甚,多见于盆腔炎等症。苔黄腻,质偏红紫,脉弦略数,或细弦。对于感受湿热之邪,与血相结而成瘀者,其痛在平时,只是经期加重,其治须在平时,经期只是治标,湿热瘀血清化于平时,则经期不痛也。瘀血痛经为瘀阻于内,瘀为因,痛为象,故傅青主云："盖此症之状，必手按之而疼痛，久之则面色萎黄，形容枯槁，乃是瘀血作祟。"沈氏认为其病因为肝郁气滞，郁而化热，气血失和。朱丹溪所谓"气有余便是火"，故气滞热郁为本病之主要原因。其治疗大法为清利湿热。其确诊应注重辨舌苔与脉象，舌质红，或苔薄黄，脉弦或弦数为准。本方适用证为经行色紫暗，少腹胀痛或刺痛，甚则拒按，或兼有腰酸。平素带下色黄，气秽，少腹隐痛或刺痛或掣痛。

## 大医之法四：益气养血，调经止痛方

**搜索**

### (1) 王子瑜验方

药物组成：潞党参 15g，炙黄芪 15g，当归身 10g，炒白芍 15g，熟地 15g（砂仁 3g 拌），川芎 3g，炙甘草 10g，饴糖 30g（冲）。

功效：益气养血。

主治：痛经气血不足。

[丛春雨．近现代二十五位中医名家妇科经验．北京：中国中医药出版社，1998]

### (2) 刘奉五验方

药物组成：生黄芪五钱，党参三钱，白术三钱，炙甘草二钱，桂圆肉五钱，远志二钱，当归三钱，川芎一钱，木香一钱，炒枣仁三钱，陈皮三钱，白豆蔻三钱。

功效：益气养血。

主治：痛经气血不足。

[北京中医医院，北京市中医学校．刘奉五妇科经验．北京：人民卫生出版社，1982]

### (3) 黄绳武验方

药物组成：当归 10g，白芍 20g，枸杞子 15g，川芎 10g，香附 12g，甘草 6g。

加减：气滞血瘀型，加柴胡、丹参、益母草；血瘀偏重，加蒲黄、血竭；阳虚寒凝型，加泽兰、鸡血藤、巴戟天；阴虚血滞型，去香附，加生地、丹皮、麦冬、川楝子；肝肾亏损型，加熟地、山萸肉、川断；便溏，加土炒白术、茯苓；呕吐兼畏寒肢冷,加吴茱萸;兼口苦心烦,加竹茹。

功效:益气养血。

主治:痛经气血不足。

[杨思澍.中国现代名医验方荟海.武汉:湖北科学技术出版社, 1996]

## 大医有话说

　　痛经多属本虚标实证,治疗上不可一味活血化瘀,还当注意顾护精血。妇人以血为本,经孕产乳屡耗其血,治疗妇科疾病随时随地要顾护精血。在肾精初盛,冲任胞宫功能尚未完全成熟的青少年时期,顾护精血尤为重要。若精血不足,胞宫失养,冲任欠通,必影响月经、孕产生理功能。痛经主要发生于青少年,且病程缠绵,多兼血虚。然瘀血不去,每影响新血化生。若见不通,一味攻伐,虽或取效一时,然必损伤精血,阻碍生机。临床从不妄用附子、干姜、细辛大辛大热之品。视血瘀之轻重,慎用桃仁、血竭、三棱、莪术,多选用川芎、丹参、泽兰、鸡血藤组成活血之方,旨在顾护精血,扶助生机。现代实验研究表明:此类药物能选择性地抑制子宫收缩的频率,降低肌张力,而对收缩幅度无影响,可能与中药既可养血缓急,又能活血通经的特点有关。刘奉五认为应在养心健脾的基础上,加强补气血的功效,而不是过多地使用行气活血止痛的药物,如过用行气活血则易破气破血。其中川芎、木香、当归等药,在养血的基础上微用辛温行气活血即可,重点在于补气血。正如古人所说"若欲通之,必先充之,气血充沛,脉道满盈则运行无阻,通则不痛矣"。

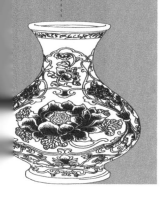

# 第6章 经期忌提前，名方来帮忙

月经周期缩短，月经来潮常常提前7天以上，甚至10余日一行，在临床上一般将月经周期短于21天者称为月经先期，亦称为经水先期、经早、月经前期等。若偶然不规则，或月经初潮后第1~2年内以及更年期绝经前而出现的月经提前，皆不属于本病范畴。本病可以合并经期延长，或月经量多，严重时可致贫血、崩漏影响体质，甚至导致不孕。本病类似于西医学中的月经频发、黄体功能不健全以及部分盆腔炎患者，可出现经期提前的表现。

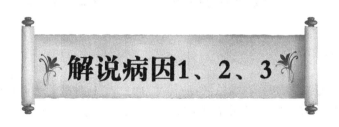

中医认为,本病的发生是由血热、气虚所致。血热则迫血妄行,气虚则冲任不固。经血失于制约,故治疗以安冲为大法。明代薛立斋认为:"先期而至者,有因脾经血燥,有因脾经瘀滞,有因肝经怒火,有因血分有热,有因劳役动火。"

## 1. 血热

因素体内热或阴虚阳盛,或者过嗜辛辣食物。过服暖宫药物,或因精神刺激肝郁化火等影响冲任失调,迫血妄行。

## 2. 气虚

劳倦过度,饮食失调,脾虚中气不足,不能统血(图6-1)。

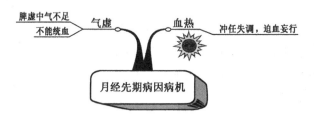

图6-1　月经先期的病因病机

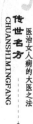

# 中医治病，先要辨证

## 1. 脾气虚弱型

经行提前，经量偏多，经色淡，质稀薄，面色㿠白，神疲乏力，气短懒言，小腹空坠，纳呆便溏，舌质淡胖有齿印，苔白，脉细无力，尺脉弱。治以健脾益气，固冲调经。方以补中益气汤加减。

## 2. 肾气不固型

经行提前，经量偏少，经色淡，质稀薄，面色晦黯，神疲乏力，腰膝酸软，头晕耳鸣，小腹隐痛，小便频数。舌质淡黯，苔白，脉细无力。治以补肾益气，固冲调经。方以固阴煎加减。

## 3. 阳盛实热型

经行提前，经血量多，色鲜红质稠。伴身热面赤，口渴喜冷饮，心胸烦闷，大便秘结，小便黄赤，舌红苔黄，脉洪数。治以清热降火，凉血调经。方以清经散加减。

## 4. 肝郁化热型

经行先期，经量或多或少，色鲜红质稠或有血块。伴经前乳房、胸胁少腹胀满疼痛，精神抑郁或烦躁易怒，口苦咽干，舌红苔黄，脉弦数。治以清肝解郁，凉血调经。方以丹栀逍遥散加减。

## 5. 阴虚血热型

经行提前，经血量少，色红赤质稠。伴形体瘦弱，潮热颧红，咽干唇燥，五心烦热，舌红少苔，脉细数。治以养阴清热，凉血调经。方以两地汤加减（图 6-2）。

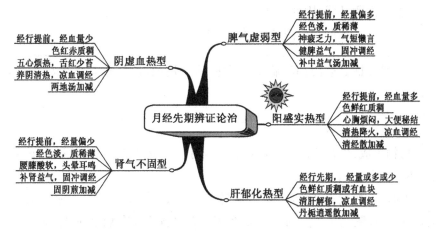

图6-2　月经先期的辨证论治

# 月经先期的大医之法

## 大医之法一：滋阴清热方

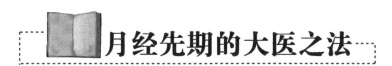

**(1) 王渭川验方**

药物组成：地骨皮 12g，白芍 12g，生地 15g，当归 10g，丹皮 10g，白薇 10g，菟丝子 15g，桑寄生 15g，鸡血藤 18g，瓜蒌皮 15g，薤白 12g，制香附 10g，生谷芽 24g，益母草 24g。

功效：滋阴清热，养血调经。

主治：月经先期阴虚生热型。

[王渭川．王渭川妇科治疗经验．成都：四川人民出版社，1981]

**(2) 裘笑梅验方**

药物组成：炒生地 20g，陈萸肉 10g，川断炭 9g，煅牡蛎 30g，煅龙骨 15g，旱莲草 12g，炙龟甲 30g，狗脊炭 9g，制黄精 12g。

功效:滋阴补肾,固冲止血。

主治:月经先期阴虚内热,冲任不固。

[裘笑梅.裘氏妇科临证医案精萃.杭州:浙江科学技术出版社,1992]

### (3)王季儒验方

药物组成:生地 12～30g,丹皮 10g,丹参 15g,知母 10g,黄柏 10g,益母草 12g,泽兰 10g。

加减:若血量多加珍珠母、茅根各 30g,杭白芍 12g,甚者加莲房炭 20g,芙蓉叶 12g;胸胁及乳房胀痛,加橘叶、柴胡各 5g;腹痛加元胡 10g,川楝子 6g。

功效:养阴清热,活血调经。

主治:月经先期阴虚血热型。

[杨思澍.中国现代名医验方荟海.武汉:湖北科学技术出版社,1996]

### (4)朱小南验方

药物组成:生熟地(各)9g,枸杞子 9g,丹参 9g,白芍 6g,阿胶 9g,玄参 9g,女贞子 9g,白术 6g,黄芪 9g,地骨皮 9g,青蒿 6g,杜仲 9g。

功效:气阴双补,清热固冲。

主治:月经先期阴虚兼有气虚型。

[朱南孙,等.朱小南妇科经验选.北京:人民卫生出版社,1981]

### (5)沈仲理验方

药物组成:生熟地(各)9g,煅龙牡(各)20g,鹿衔草 30g,仙鹤草 12g,白术芍(各)9g,地锦草 20g,炙龟甲 12g,白薇 10g,怀山药 15g,黄精 20g,炒槐花 12g,炙甘草 6g,陈皮 3g。

功效:补肾益精,养血止血。

主治:月经先期阴血亏虚生热型。

[沈春晖.沈仲理临证医集.上海:上海中医药大学出版社,2001]

(6)孙浩铭验方

药物组成：女贞子15g，旱莲草15g，生地黄24g，枯黄芩9g，杭白芍9g，白冠花15g，金樱子30g，白芡实15g，左牡蛎30g（先煎），漂白术9g。

功效：养阴清热，佐以固带。

主治：月经先期虚热型。

［福州市人民医院．孙浩铭妇科临床经验．福州：福建人民出版社，1978］

月经先期虚热型属肾阴不足，阴虚火旺，虚热内扰，迫血提前而行，故治以养阴清热，调固冲任。其主要表现为月经先期，量多，色鲜红，潮热，舌质红。治以滋养肾阴为主，"壮水之主，以制阳光"。月经量多、色红辨证血热，病证之虚实遵《素问·病机气宜保命集·妇人胎产论》："妇人童幼天癸未行之间，皆属少阴；天癸既行，皆从厥阴论之；天癸已绝，乃属太阴经也。"用壮水灭火之法，使水足而火自灭，阴生而阳自秘，则经行如期矣。但清热之中当寓养血和血，不可过用大苦大寒以伐生气，若遇经量过多，应结合固摄冲任。诸家验方中善用地骨皮、生地、丹皮、白薇清热凉血；当归、白芍、鸡血藤养血柔肝；菟丝子、桑寄生补肝肾，固冲任；香附、薤白、瓜蒌皮理气散结，治其胸闷；怀山药、白芍、黄精养血柔肝；鹿衔草、仙鹤草、地锦草、炒槐花凉血止血；黄精、熟地、炙龟甲补肾益精，肝肾两脏功能协调，则月事自然恢复正常。

朱氏认为，辨别经水早期实热、虚热。突然超前而经水有浓厚秽臭气味，并伴有带下者，多属前者，经常超前而经水色淡，无秽臭气味，体虚而有内热，多属后者。再同其他兼证、脉象、舌苔参照，就不难诊断了。其治疗的原则，虚热着重在虚，归、地、芍、玄参等固在常用之例，此外可再加地骨皮、蒿、薇等清虚热药。如量多者则补气药参、芪亦宜酌量加入，阿胶、地榆、赤石脂能制止经量，临经时亦可加1～2味。实热者，宜于生地、白芍、丹皮、丹参等药中，加入川柏、黄连安心清热即可，如兼有带下的，经净后必须继续治带，往往带下痊愈，经水情况无须服药也能恢复正常。沈仲理认为，月经超前来潮，对于病机为肝肾不足，冲任不和者，治拟标本兼顾，经时固冲止血。沈氏常用凉血止血法治疗妇科月经过多，每获良效，鹿衔草、仙鹤草、地锦草、炒槐花为常用配伍。

**搜索**

### (1)裘笑梅验方

药物组成：黄连 4.5g，黄芩 9g，黄柏 9g，忍冬藤 15g，贯众 12g。

功效：清热凉血，止血调经。

主治：月经先期血热妄行型。

[裘笑梅．裘笑梅妇科临床经验选．杭州：浙江科学技术出版社，1984]

### (2)刘奉五验方

药物组成：地骨皮 9g，青蒿 9g，黄芩 9g，生白芍 9g，乌药 9g，木香 3g，川楝子 9g。

功效：清热凉血，理气止痛。

主治：月经先期血热妄行型。

[北京中医医院，北京市中医学校．刘奉五妇科经验．北京：人民卫生出版社，1982]

### (3)蔡小荪验方

药物组成：当归 9g，大生地 12g，地骨皮 9g，丹皮 9g，柴胡 4.5g，制香附 9g，白芍 9g，条芩 9g，泽泻 9g，白术 9g。

功效：疏肝清热，滋阴凉血。

主治：月经先期肝郁血热型。

[张文康，等．中国百年百名中医临床家丛书．北京：中国中医药出版社，2002]

## 大医有话说

血得热则行，遇寒则止。阳热过亢，迫血妄行，引起月经先期，宜于清热以止血。临床可用于症见月经先期，量多，色紫，质稠且有血块，经前腹胀痛、腰痛，心烦急躁，舌质微红，苔薄白，脉弦滑。治以清热凉血，故多用泻火之品，使阳热得泄，血不受迫，自不妄行，诸家习用清经汤加减。地骨皮、生白芍清血热而平肝，青蒿养阴清热且能清肝，黄芩清血分实热，乌药、川楝子行气疏肝，反佐以辛温之木香行气止痛，防其苦寒太过。柴胡、黄芩、丹皮为主，苦寒入内，下通血室，以清冲任蕴热；当归、白芍柔肝养血为佐，以敛肝木阳刚之气；香附为理气调经之圣药，气调则血和；泽泻清泄下焦之火，火熄则血宁；生地、地骨皮，清其骨热则肾气自清，使热去而阴不伤，水盛而火自平；配白术、茯苓培本资源，扶土则断木，以护胃气。全方正本清源，气顺血安，而经自调矣。

**大医之法三：补气健脾，调摄冲任方**

搜索

**(1)班秀文验方**

药物组成：党参15g，归身9g，白术9g，熟地15g，炙北芪15g，白芍5g，云苓5g，远志3g，五味子5g，玉桂2g（后下），陈皮2g，坤草9g，炙甘草5g。

功效：健脾益气，养血调经。

主治：月经先期气血不足型。

［班秀文．班秀文妇科医论医案选．北京：人民卫生出版社，1987］

**(2)王渭川验方**

药物组成：潞党参60g，鸡血藤18g，生黄芪60g，桑寄生16g，菟丝子15g，仙鹤草60g，夏枯草30g，蒲黄炭10g，血余炭10g，红藤24g，蒲公英24g，鱼腥草24g，琥珀末6g，槟榔6g，炒北五味12g，桂圆肉24g，鸡内金10g，广藿香6g，山楂10g。

功效：益气生血，调补心脾。

主治：月经先期气血两虚。

［王渭川．王渭川妇科治疗经验．成都：四川人民出版社，1981］

**大医有话说**

王渭川组方从补中益气汤脱胎而出，方中重用参芪，益气生血，鸡内金、山楂健脾，仙鹤草合夏枯草起止血作用，特别是夏枯草有降压作用和抗菌作用。临床表现，凡先期月经过多，或期长不止，色淡质清，气短心悸，四肢无力，舌质淡红，苔薄白而润，脉象缓弱等，具属气虚下陷，冲任失固。五味子是生脉散中要药，合鸡血藤、桂圆肉调节心衰极佳。

### (3)裘笑梅验方

药物组成:太子参 20g,炒白术 9g,制远志 6g,炒枣仁 9g,茯苓 9g,广木香 6g,炒枳壳 9g,佛手花 5g,大生地 20g,炒黄芩 9g,绿梅 3g,白芍 9g(与绿梅拌炒入药)。

功效:补气养血,行气柔肝。

主治:月经先期肝郁冲任失调。

> [裘笑梅．裘氏妇科临证医案精萃．杭州:浙江科学技术出版社,1992]

### (4)钱伯煊验方

药物组成:党参 6g,白术 6g,山药 9g,扁豆 9g,炙甘草 3g,橘皮 3g,木香 3g,白芍 9g,枸杞子 9g,当归 9g,炒谷芽 12g,大枣 3 枚。

功效:益气养血,滋补肝肾。

主治:月经先期气阴两虚型。

> [中医研究院西苑医院．钱伯煊妇科医案．北京:人民卫生出版社,1980]

## 大医有话说

脾为生化之源,后天之本。脾虚则中气不足,统摄失职,冲任不固,导致月经先期来潮。脾虚血失所统,冲任不固,致月经先期;脾虚生化不足,经络失养,肌肤失荣,则腰背酸楚,面色㿠白不泽。经前头晕恶泛胸闷,舌质红,为肝经郁热上扰之症。裘笑梅方以益气健脾摄血宁心,佐以佛手花、绿梅,白芍疏肝理气,黄芩清肝经郁热,生地清血中郁热,全方补益中寓清通之意,扶正祛邪并用。班秀文分析此患者阴血不足,血海空虚,故经行量少而色淡,血虚则气虚,气虚则不摄血,故经行超前,腰为肾之外府,血虚则失养,故腰痛如折。症本阴血不足,故以人参养荣汤治之,从而收到"五脏交养互益"之功。适经中少腹胀痛,恐离经之血不净,故在补养之中,酌加苏木、莪术以导滞化瘀。治疗着眼点始终在双补气血,气血旺盛,则经行自调。"衰者补之"是本型的治疗原则,补气以健脾胃,养阴以滋肝肾,使气阴渐复,冲任得固,则月经遂得正常。

大医之法四：疏肝清热调经方

**搜索**

**(1)哈荔田验方**

药物组成：秦当归 12g，粉丹皮 12g，凌霄花 4.5g，黄芩炭 9g，细生地、东白薇各 15g，刘寄奴 12g，川茜草、香附米各 9g，台乌药 6g，海螵蛸 12g，炒杜仲 12g。

功效：清热凉血，兼益肝肾。

主治：月经先期肝郁化热。

[哈荔田．哈荔田妇科医案医话选．天津：天津科学技术出版社，1982]

**(2)陈雨苍验方**

药物组成：丹皮 9g，生地 12g，赤芍 9g，栀子 9g，黄芩 9g，地榆 15g，茜草 9g，旱莲草 15g。

功效：养阴清热，凉血活血。

主治：月经先期阴虚血热。

[杨思澍．中国现代名医验方荟海．武汉：湖北科学技术出版社，1996：1370]

**(3)夏桂成验方**

药物组成：丹参、当归、赤芍、制香附各 10g，益母草 15g，艾叶、山楂、合欢皮、五灵脂、川续断、甘草各 6g。

加减：小腹作胀明显者，加入乌药、青陈皮各 6g，小茴香 3g；小腹冷痛者，加入官桂、吴茱萸各 3g。

功效：养阴活血，行气固冲。

主治：月经先期阴虚。

[夏桂成．中医临床妇科学．北京：人民卫生出版社，1994]

## 大医有话说

《素问·病机气宜保命集·妇人胎产论》："妇人童幼天癸未行之间,皆属少阴;天癸既行,皆从厥阴论之;天癸已绝,乃属太阴经也。"肝气不疏,郁而化热,伏于血分,热迫血行,而至月经先期。治法应加强疏肝解郁之法。此类患者多因情志不遂,肝郁不舒,久而肝郁化火,火热内扰,热迫血行,则月经提前。一月二三至,血去阴伤,肝肾之阴不充。肝郁血热,肝肾阴虚,气郁血滞则经色紫红,时夹血块;腰酸背楚为肾精不充外府之症;头晕、心烦、口干不欲饮、舌红少津、脉弦细数均为肝郁血热,阴虚火旺之象。治用丹皮、生地、黄芩炭、东白薇、凌霄花等,清热凉血,正本清源;香附、陈皮、茜草、刘寄奴等,理气化瘀,以调经候;当归、杜仲养血补肾,兼顾其虚;海螵蛸固带止血,并以塞流。诸药共用,使肝气条达,阴血渐补而经渐趋正常。夏桂成认为,经后卵泡期,至经间排卵期,属于阴半月,即阴长至重、重阴必阳的两个阶段。排卵后,阳开始长,阳长至重,属于经前黄体期,重阳必阴,第2次转化开始,月经来潮,属于阳半月。月经之所以先期,主要是阳半阴不足,阴是月经周期演化的物质基础,阳之不足,正是阴精不足所致。阴虚则火旺,火旺非正常之阳,不仅不能维持正常的阳长规律;相反,迫血妄行而致月经先期。

### 大医之法五:补益肝肾方

**搜索**

#### 刘奉五验方

药物组成:地骨皮 9g,生熟地各 12g,生白芍 9g,黄芩 9g,椿根白皮 9g,旱莲草 12g,川断 9g,生牡蛎 24g,乌贼骨 12g,生山药 15g。

功效:滋补肝肾,清热固涩。

主治:月经先期肝肾不足。

[北京中医医院,北京市中医学校.刘奉五妇科经验.北京:人民卫生出版社,1982]

## 大医有话说

　　刘奉五认为，月经先期、月经频至、轻度子宫出血均有虚实之分。对于虚证一般多用参、芪补脾；桂、附、鹿茸、鹿角补肾，这些仅适用于纯虚证类。在临床实践中体会到，很多病人属于虚中夹实。特别是女青年月经初潮之际，脾肾不足，而阳气初升，虚象之中往往夹有热象，表现为脉细，面色萎黄，疲乏倦怠，四肢无力，而月经色黑有块。若妄用参、芪、桂、附之属，则热益内炽，月经更加提前，血量反而增多。若见有热而过用苦寒芩、连之类，则伤正而脾肾更虚，在这种既不能过于温补，又不能苦寒直折的矛盾情况下，摸索出平补脾肾、调经固冲的经验方药。

# 第7章 月经延后有点 "hold" 不住

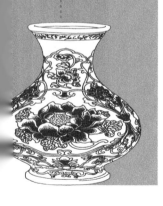

月经周期延长，月经来潮延后7天以上，甚至每隔三五月一行，而经期正常者，称为月经后期，又可称为月经错后、经水后期、经迟、经水过期而来。若经行仅延迟3～5天，或偶见1次，或进入更年期，或青春期初潮后1～2年内经行时有延后，且无其他不适者，不属本病范畴。

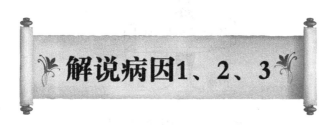

# 解说病因1、2、3

中医认为,本病的发生是由于冲任不调,而引起冲任不调的主要原因是阴血亏损或邪气阻滞,王子亨认为"经者常候也,谓候其一身之阴阳愆伏,知其安危,故每月一至,太过不及皆为不调。阳太过则先期而至,阴不及则后期而来"。(《景岳全书》)朱丹溪曰:"经水过期,血少也。"明代薛立斋曰:"过期而至,有因脾经血虚者……有因肝经血少者。"傅青主则认为经水后期是血寒所致。

## 1. 血寒

经期过食生冷,冒雨湿水等感受寒凉,寒邪乘虚搏于冲任,血为寒凝,经脉不通,形成实寒型月经后期。如体质素弱,阳气素虚,阳虚内寒,而影响脏腑气化功能,使血的生成减缓,以致冲任血虚,血海不能按时满短,成为虚寒型月经后期。

## 2. 血虚

由于长期或大量失血、重病、久病等伤血耗阴,以致冲任血虚,血海不足,而月经后期。

## 3. 气滞

精神刺激,导致气机郁阻,气郁则血滞,月经因而后期。

## 4. 痰阻

由于身体缺乏锻炼,加以体内物质代谢缓慢,卵巢功能紊乱而体质肥胖,胖人痰多湿盛,躯脂闭塞经脉,亦可导致月经后期(图7-1)。

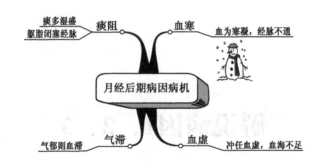

图 7-1　月经后期的病因病机

西医认为主要由于雌孕激素失调或其他内分泌疾病导致排卵功能障碍所致,也可因精神紧张,运动过量,过度减肥,或服用某些药物等引起的一过性月经延后。

# 中医治病，先要辨证

## 1. 肾虚型

经期延后,经血量少,色淡质稀,面色㿠白,头晕气短,腰酸膝软,性欲淡漠,小腹隐痛,喜暖喜按,大便溏泄,舌质淡苔白,脉沉迟。治以补肾益气,养血调经。方以补元煎加减。

## 2. 血虚型

经行错后,经血量少,色淡质稀无块,经行小腹绵绵作痛,面色萎黄,皮肤爪甲不荣,头晕眼花,心悸乏力,舌质淡苔白,脉沉细无力。治以补血益气,养营调经。方以四物汤加减,甚者归脾汤。

## 3. 血寒型

虚寒型:经行延迟错后,经血量少,色淡质稀,经行腰腹隐痛,喜热喜按,面色苍白,小便清长,舌质淡苔白,脉沉迟无力。实寒型:经行延迟错后,经血量少,色黯红有块,经行腰腹冷痛,畏寒肢冷,舌质黯苔白,脉沉紧或沉迟。治以:虚寒型:温经助阳,补血调经;实寒型:温经散寒,活血调经。方以:大营煎(虚寒型),温经汤(实寒型)。

### 4. 气滞型

经行延后,血行不畅,量少,色黯红有块,小腹胀满,或胸胁乳房胀痛不适,精神抑郁,时欲太息,苔白,脉弦。治以理气行滞,活血调经。方以乌药汤加减。

### 5. 痰湿型

经行延迟错后,经血量少,色淡或混杂黏液。经间期带下清稀量多,形体肥胖,眩晕心悸,胸闷呕恶,口腻多痰,咳吐痰涎,苔白腻,脉滑。治以燥湿化痰,活血调经。方以芎归二陈汤加减(图7-2)。

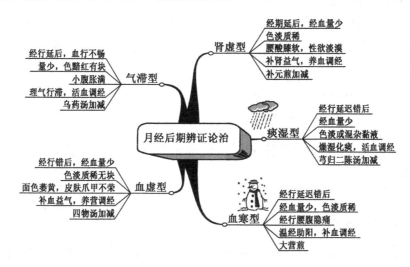

**图 7-2 月经后期的辨证论治**

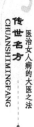
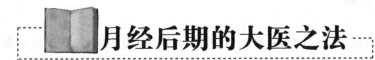# 月经后期的大医之法

## 大医之法一:理气和血方

搜索

**(1)哈荔田验方**

药物组成:全当归、紫丹参、赤芍药、刘寄奴各 12g,香附米、净苏木、怀牛膝各 9g,川茜草 9g,云茯苓 9g,紫苏梗 4.5g,青蒿 12g,醋鳖甲 18g,银柴胡 6g。

功效:养血和血,行血止痛。

主治:月经后期气血不和。

〔哈荔田．哈荔田妇科医案医话选．天津:天津科学技术出版社,1982〕

### 大医有话说

方用当归、香附、苏木理气;丹参、刘寄奴、赤芍、茜草、牛膝等,活血化瘀以通经;又以青蒿、鳖甲、银柴胡滋阴清热,兼予除蒸;方中少用苏梗理脾胃之滞,而启运中焦,俾中州得持,自能斡旋有机。

**(2)刘奉五验方**

药物组成:当归 9g,白芍 9g,川芎 4.5g,制香附 9g,桃仁 3g,红花 3g,泽兰 3g,益母草 9g,柴胡 4.5g。

功效:疏肝解郁,养血和血。

主治:月经后期肝郁。

〔北京中医医院．刘奉五妇科经验．北京:人民卫生出版社,1994〕

**(3)班秀文验方**

药物组成:当归9g,川芎6g,生地12g,赤芍9g,桃仁6g,红花2g,坤草9g,柴胡5g,香附9g。

功效:疏肝解郁,活血调经。

主治:月经后期肝郁。

[班秀文.班秀文妇科医论医案选.北京:人民卫生出版社,1987]

**(4)钱伯煊验方**

药物组成:当归9g,白芍9g,柴胡6g,白术6g,茯苓9g,炙甘草3g,薄荷3g,制香附6g,川楝子9g,橘皮3g。

功效:疏肝解郁,行气调血。

主治:月经后期肝郁气滞。

[中医研究院西苑医院.钱伯煊妇科医案.北京:人民卫生出版社,1980]

## 大医有话说

此病病机为气滞血瘀,营阴亏损。此类患者素禀沉郁,肝木难遂条达之性,常有胁腹窜痛。气滞不能行血,经脉滞涩,久必成瘀,遂致经行后期,血下多块,腹痛拒按。瘀血内阻,延久不去,营阴暗耗,虚热内炽,因有低烧缠绵不已。《金匮要略》谓:"病者如热状,烦,口干燥而渴,其脉反无热,此为阴伏,是瘀血也。"殆即指此,治以化瘀通经为主。肝藏血而主疏泄,肝气郁滞,则经脉不利,故经行错后而量少,少腹、小腹胀疼。以桃红四物汤加坤草活血化瘀,柴胡、香附调达肝气,疏通化瘀并用,故药到病除。若患者头晕耳鸣,恐伐过用,故减去桃仁、红花,赤芍,以甘平微温之鸡血藤代之,取其既能行血,又能补血。也可加入坤草、枸杞子,前者取其既能化瘀又能止血之功,后者甘平,能调养肝肾,从而达到养中有疏,补中有化,标本兼顾,巩固疗效的目的。

大医之法二：健脾化湿方

搜索

**(1)何子淮验方**

药物组成：生山楂、苡仁、姜半夏、茯苓、陈皮、平地木、泽泻、泽兰、苍术、大腹皮、生姜皮。

加减：若痰稠咯不畅，加用浮海石、天竺黄；带多酌加扁豆花、白槿皮、川草薢、鸡冠花；水走皮间，肢体浮肿者，加椒目、官桂。

功效：健脾益气，利湿化痰。

主治：月经后期脾虚痰湿型。

[陈少春，等．何子淮女科经验集．杭州：浙江科学技术出版社，1982]

**(2)刘奉五验方**

药物组成：茯苓 12g，白术 3g，苍术 3g，半夏 6g，陈皮 3g，柴胡 4.5g，防风 3g，羌活 4.5g，川芎 3g，藁本 3g。

功效：健脾燥湿。

主治：月经后期痰湿型。

[北京中医医院．刘奉五妇科经验．北京：人民卫生出版社，1994]

**(3)班秀文验方**

药物组成：归身 12g，川芎 3g，云苓 12g，法夏 9g，坤草 9g，素馨花 5g，陈皮 3g，甘草 3g。

功效：健脾化痰。

主治：月经后期痰湿。

[班秀文．班秀文妇科医论医案选．北京：人民卫生出版社，1987]

**(4)蔡小荪验方**

药物组成：全当归 10g，川芎 6g，苍术 5g，制香附 10g，云茯苓 12g，制南星 6g，焦枳壳 5g，白芥子 3g，青陈皮各 5g，生山楂 15g。

加减：痰涎多而欲呕者可加姜半夏；经前头晕如蒙，或语无伦次，或情绪异常者加菖蒲、郁金；大便不通者枳壳易枳实，或加全瓜蒌；经闭不行者可加牛膝、泽兰叶；痰湿壅滞、络道阻塞者可加皂角刺、路路通、山甲片、留行子等，随症酌用。

功效：健脾化痰，行气活血。

主治：月经后期痰湿。

[张文康．中国百年百名中医临床家丛书．北京：中国中医药出版社，2002]

## 大医有话说

湿阻血海，营卫不得宣通，经来稀少，甚则经闭，湿走肌肤，则形体日见肥胖。证由过食肥甘，水谷精气气化失常而致。本法采取化湿利水，化痰调冲之法。刘奉五认为，本病病机在于湿痰壅阻气机闭塞胞宫，故月经稀发；痰湿阻滞则食少痰多；脾不运化，痰湿留于四肢，故见四肢疲乏无力。治疗时先用二陈汤加活络调经之品，燥湿化痰，活络通经。重用山楂消滞导积，促进水谷气化，通利胞络，使血能填于胞宫，经水按时而下。

本证治疗较为棘手，非短期所能转愈，方药2～3个月中不必更换，且滋腻食物及寒冷甜湿之品也宜避免，以防凝滞增壅，治疗更难奏效。平日着重化湿调冲，行经期辅以养血活血，通利之品，一般经4～5个月治疗后，可望体重减轻，月经周期缩短，经量色泽也趋正常。

### 大医之法三：温补脾肾方

### 搜索

(1)朱小南验方

药物组成：当归6g，制香附9g，杜仲9g，大熟地9g，白芍6g，白术6g，陈皮6g，枳壳4.5g，狗脊9g，巴戟天9g，续断9g。

功效：补益肝肾。

主治：月经后期。

[朱南孙，等．朱小南妇科经验选．北京：人民卫生出版社，1981]

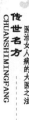

**(2)韩百灵验方**

药物组成:人参 9g,白术 9g,山药 9g,巴戟天 9g,菟丝子 9g,当归 9g,甘草 6g。

加减:白带多者,加益智仁、补骨脂。

功效:健脾益气,补益肝肾。

主治:虚寒型月经错后。

[丛春雨.近现代二十五位中医名家妇科经验.北京:中国中医药出版社,1998]

**(3)班秀文验方**

药物组成:党参 15g,北芪 12g,白术 9g,云苓 9g,归身 9g,熟地 12g,巴戟天 9g,菟丝子 9g,坤草 9g。

功效:健脾化痰,滋补肝肾。

主治:月经后期脾虚。

[班秀文.班秀文妇科医论医案选.北京:人民卫生出版社,1987]

**(4)卢国治验方**

药物组成:补骨脂 16g,焦杜仲 16g,胡桃仁 16g,大党参 10g,土炒白术 10g,煨干姜 6g,全当归 16g,生黄芪 16g,吴茱萸 5g,小茴香 8g,生甘草 4g,上肉桂 5g。

加减:小腹寒甚冰冷者,加胡芦巴、炮煨姜各 8g;平时伴有白带清稀,量多者,加生牡蛎、乌贼骨各 16g,生龙骨 13g,以固摄止带;大便稀溏,遗尿者,加益智仁 16g,乌梅肉 6g。

功效:滋补肝肾,益气养血。

主治:月经后期肝肾不足。

[杨思澍.中国现代名医验方荟海.武汉:湖北科学技术出版社,1996]

**(5)王渭川验方**

药物组成:潞党参 30g,鸡血藤 18g,生黄芪 60g,桑寄生 15g,菟丝子 15g,阿胶 15g,鹿角胶 15g,炒北五味 12g,砂仁 6g,槟榔 10g,益母草 24g,覆盆子 24g,胎盘粉 6g(早、晚冲服)。

功效:补中益气,调补冲任。

主治:月经后期冲任失调。

[王渭川.王渭川妇科治疗经验.成都:四川人民出版社,1981]

### (6)沈仲理验方

药物组成:党参12g,白术10g,云苓10g,竹茹10g,陈皮4g,升麻10g,柴胡5g,煅代赭石30g,黄精20g,怀山药15g,玉米须20g,当归12g。

功效:健脾养胃,益气养血。

主治:月经后期气血不足。

[沈春晖.沈仲理临证医集.上海:上海中医药大学出版社,2001]

### (7)蔡小荪验方

药物组成:潞党参12g,生黄芪30g,炒当归9g,熟附块9g,牛角腮9g,生地炭20g,炮姜炭3g,白芍12g,煅牡蛎30g,蒲黄炒阿胶9g。

功效:温补气血。

主治:月经后期血虚。

[乐秀珍.妇科名医证治精华.上海:上海中医药大学出版社,1995:162]

## 大医有话说

　　本型多系女子先天禀赋不足,命火虚衰;或早婚多产,恣欲无度,耗伤肾气,元阳不足,不能温煦脾土,脾虚不运,湿浊内停,反侮肾阳;中阳不振,而导致脾肾失调,冲任二脉血液不能充盈,故见经行后期。还兼见脾肾阳虚证。根据脾肾阳虚之理,提出了补阳益气,益火之源之法。

　　班秀文分析此型,认为脾为气血生化之源,肾是气血之始,脾肾气虚,则冲任不足,血海空虚,故有经行错后而量少、色淡等之变。脾、肾、肝并治,从而冲任渐盛,任脉通畅,故经行色量较佳。五诊时急于求成,偏用补肾之剂,以为平补阴阳,则能促进经源的充溢,但脾与肾有先后天的密切关系,肾的充养,有赖于脾的健运,而脾的健运,离不了肾的温煦。考虑到症本不足,禀赋之虚,非急速所能见功,乃复用脾肾同治,针药并用,除服药之外,加灸关元、中极等穴位,促使气血旺盛,温养冲任,故经行周期正常,色量均佳。卢氏方中以补骨脂、焦杜仲、胡桃仁补肾命,强筋壮腰;大党参、土炒白术温中健脾为主;生黄芪、全当归补气生血为辅;上肉桂助主药,补命门相火,以除血中寒滞;吴茱萸、小茴香温中和胃,以增强脾胃纳运之功能为佐;甘草补中,调和诸药。

### 大医之法四:温经散寒方

**搜索**

#### (1)王渭川验方

药物组成:桑寄生15g,菟丝子15g,川断60g,潞党参24g,当归10g,白芍10g,鸡血藤18g,小茴10g,艾叶10g,元胡索10g,炒川楝10g,山甲珠10g,益母草30g,茜草根15g。

功效:温经益血,调理冲任。

主治:月经后期血寒型。

> [王渭川．王渭川妇科治疗经验．成都:四川人民出版社,1981:42～43]

#### (2)蔡小荪验方

药物组成:炒当归10g,生熟地各10g,川芎10g,白芍10g,桂枝3g,淡吴萸2.5g,鹿角霜10g,怀牛膝10g,香附10g,熟女贞10g,艾叶5g。

加减:小腹胀痛加乌药,腰酸加川断、杜仲。

功效:温经散寒,养血补血。

主治:月经后期血寒型。

> [张文康．中国百年百名中医临床家丛书．北京:中国中医药出版社,2002:10]

**大医有话说**

血寒则血行停滞,月水不至,《素问·上古天真论》谓:"女子二七而天癸至,任脉通,太冲脉盛,月事以时下。"说明经水本于肾,肾气盛,冲任流通,经水方能按时而来。肾气虚弱,癸水不足,冲任失养,便难于按期催动月汛,治经水后期,不论血虚或血寒,且有肾亏情况者,补肾药在必用之例。此型旨在温经散寒,补养气血,调益冲任。本病以脾肾不足,血海空虚多见,故在治疗上均不忘调补先后天之本,生血养精,以充血海,祛湿化湿,以散郁结,方中配有健脾益肾补血药物,以提高疗效。同时又佐入活血之品,以通血脉,缩短月经周期。立法处方强调择时用药,经后期以滋阴养血药莫定物质基础,经前期则是对症治疗的最佳时机。

## 大医之法五:清肝化湿方

**蒲辅周验方**

药物组成:龙胆草一钱五分,细生地三钱,车前子三钱,麦门冬二钱,当归尾一钱,炒栀子一钱五分,枯黄芩一钱五分,柴胡一钱五分,甘草梢一钱,鸡血藤二钱,白通草一钱五分,泽泻一钱五分。

用法:水煎取汁,送当归龙荟丸一钱,连服3剂。

功效:清肝泄热,养血滋阴。

主治:月经后期肝热。

[中医研究院.蒲辅周医案.北京:人民卫生出版社,1972:113~115]

## 大医有话说

蒲老认为,月经不调,其治有四:寒则温之,热则清之,虚则补之,实则泻之(瘀者行之,滞者通之)。本例经血不利,乃由湿热郁闭、络脉阻滞而成。湿郁则化热,热郁则血结,故以清泄湿热为主。若单调经,不清除湿热,则热愈郁而血愈结,月经亦终不调。因湿热郁阻,故又取龙胆泻肝合当归龙荟,直接清热理湿,不单是从妇科求治法,而从内科求治法,依次类推。

# 第8章 月经期紊乱莫担心，中医辨证最可靠

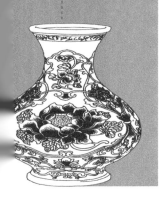

月经周期延长或缩短，即月经来潮或提前或错后7天以上，没有定期，称为经期紊乱，又称月经先后无定期、月经愆期、月经或前或后。

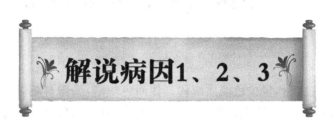

## 解说病因1、2、3

中医学认为本病的发生主要是由冲任失调，血海蓄溢失常而致。其机制多由肝气郁滞或肾气亏损或脾气虚弱所致，本病累及肝、脾、肾三脏，且易发展为肝肾、肝脾、脾肾同病，而以肾虚肝郁为主。同时在不同的年龄阶段，其气血盛衰、脏腑功能、精神状态有所不同，所以在临床上务必要考虑这些方面的因素。本病一般不涉及经量的异常，但严重者的转归具有典型的两极性，有的可演变成崩漏，有的则转化为经闭。本病产生的主要原因是气血不调，冲任功能紊乱，使血海蓄溢失常。导致气血不调的原因，以肝郁、肾虚为多见。

西医学认为，排卵性功能性子宫出血中的黄体功能不全，即卵巢黄体分泌孕酮不足，可导致经期先后紊乱，经量时多时少，或淋漓不净。

### 1. 肝郁

肝司血海而主疏泄，喜条达，若抑郁忿怒，精神刺激，则使肝气逆乱，致血海蓄溢失常而经来无定。

### 2. 肾虚

素体虚弱，肾气不足，或纵欲无度，冲任受损，以致肾气不守，闭藏失职，血海蓄溢失常，则月经周期错乱（图8-1）。

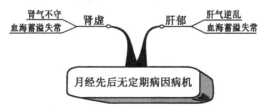

**图8-1 月经先后无定期的病因病机**

# 中医治病，先要辨证

## 1. 肾虚型

经行或先或后，量少色淡质清稀。伴面色晦暗，头晕耳鸣，腰骶酸痛，小腹空坠，小便频数，舌淡嫩苔薄，脉沉细无力。治以补肾益气，固冲调经。方以固阴煎加减。

## 2. 脾虚型

经行先后无定期，量少色淡或量多而清稀，神疲乏力，少气懒言，纳差便溏，面浮足肿，舌淡边有齿印，苔白，脉沉细。治以补气健脾，养血调经。方以归脾汤加减。

## 3. 肝郁型

经行时间先后不定，或提前或错后，经血量或多或少，色黯红有块。伴情志抑郁，胸胁乳房胀满，脘闷不舒，时叹息，嗳气食少，舌淡苔薄白，脉弦。治以疏肝解郁，和血调经。方以逍遥散加减（图 8-2）。

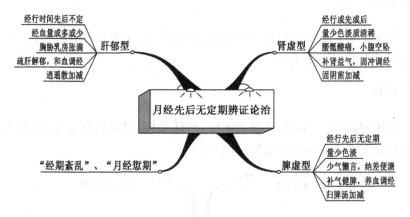

图 8-2　月经先后无定期的辨证论治

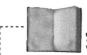

# 经期紊乱的大医之法

大医之法一：疏肝解郁，和血通经方

**搜索**

**(1)朱小南验方**

药物组成：当归9g，川芎4.5g，白芍6g，制香附9g，郁金6g，枳壳4.5g，合欢皮9g，丹参9g，巴戟天9g，焦白术6g。

加减：若气血不调引起骨节酸痛，则加防己、秦艽疏通经络、活血镇痛。

功效：行气解郁，养血和血。

主治：月经先后不定期，肝郁。

> [朱南孙，等．朱小南妇科经验选．北京：人民卫生出版社，1981]

**(2)钱伯煊验方**

药物组成：当归12g，赤白芍各9g，川芎6g，制香附6g，郁金6g，桃仁9g，茺蔚子12g，泽兰12g，鸡血藤15g，生牛膝9g。

功效：养血理气，活血调经。

主治：月经先后不定期，血虚气滞，冲任失调。

> [中医研究院西苑医院．钱伯煊妇科医案．北京：人民卫生出版社，1980]

**大医有话说**

朱氏认为，月经不定期，病因不一，但以肝郁的因素占多数，肝郁能影响气血，气为血帅，气行则血行。气郁则血滞，治疗用香附、郁金、合欢皮以疏肝理气，当归、川芎、丹参，调经养血，能使郁滞的经水得以通畅，以消除量少而腹痛的征象，更用白术健脾。钱氏认为肝司血海而主疏泄，宜条达。若情志抑郁或忿怒则伤肝，致使肝气逆乱，疏泄失司，冲任失调，血海蓄溢失常，疏泄过度则月经先期而致,疏泄不及则月经后期而来。治疗当以理气解郁,气舒则气血调和,经水自定。故治法以养血理气,活血调经。若月经仍闭,则调气活血之药加重,使其气调血行,月经自然来潮。

### 大医之法二:温肾健脾,和血调经方

**搜索**

**(1)蒲辅周验方**

药物组成:香砂六君丸九两,每次饭后服一钱。金匮肾气丸三十丸,每晚服一丸。

功效:温肾健脾。

主治:月经先后不定期,脾肾不足。

[中医研究院.蒲辅周医案.北京:人民卫生出版社,1972]

**(2)刘奉五验方**

药物组成:山药五钱,石莲三钱,焦白术四钱,旱莲草三钱,川断四钱,菟丝子三钱,熟地三钱,阿胶块五钱,女贞子三钱,太子参三钱,黄芩三钱,椿根白皮三钱,乌贼骨三钱。

功效:滋补脾肾,调理冲任。

主治:月经先后不定期,脾肾不足。

[北京中医医院,北京市中医学校.刘奉五妇科经验.北京:人民卫生出版社,1982]

**大医有话说**

蒲老认为,脾主信而统血,肾为天癸之源,脾肾虚弱与月经关系至切,而脾肾又关乎冲任,因冲脉隶属阳明,阳明与太阴为表里,冲任不固,则月经失调,且易引起劳则淋漓,治其脾肾,即所以调冲任,冲任调,则经期未有不准者。若不辨虚实,单纯以四物汤作为调经通治方,难以收到应有效果。刘氏认为,脾肾不足则冲任失调。方以太子参、焦白术、山药健脾,川断、熟地、菟丝子、女贞子、旱莲草滋阴补肾,乌贼骨、椿根白皮、阿胶块、石莲养血固冲任。全方重在调补脾肾与冲任二脉的功能,则月经自调。

大医之法三：泻肺调益冲任方

**搜索**

**姚寓晨验方**

药物组成：北沙参、麦冬、生地炭、桑白皮、炒黄芩、炒蒌皮、葎草、杏仁、生大黄、炙枇杷叶、菟丝子。

功效：宣肺调经。

主治：月经先后不定期，肺热。

> ［丛春雨．近现代二十五位中医名家妇科经验．北京：中国中医药出版社，1998］

## 大医有话说

《金匮要略》曰："妇人之病，因虚、积冷、结气，为诸经水断绝，至有历年……"，尤在泾曰："此言妇人之病，其因约有三端……而其变症，则有在上、在中、在下之异，在上者肺胃受之"，提出肺阴不足，虚火灼肺，在上可致咳嗽、倒经，在下可出现崩血、漏下；而肺气郁滞，在上可以见到痞胀、痰喘，在下会出现经闭，滞产。方中沙参、麦冬滋养肺阴，蒌皮、枇杷叶调气逆嗽，生地炭、炒黄芩清热凉血止衄，桑皮、杏仁宣泻肺气，葎草清泻虚热，大黄泻热通下，菟丝子养益奇经。

大医之法四：滋阴清热，安冲固经方

**搜索**

**刘奉五验方**

药物组成：生地四钱，黄芩三钱，马尾连三钱，瓜蒌皮五钱，石斛三钱，麦冬三钱，玄参三钱，女贞子三钱，旱莲草三钱，丹皮三钱，阿胶珠五钱。

功效：滋阴清热。

主治：月经先后不定期，阴虚内热。

> ［北京中医医院，北京市中医学校．刘奉五妇科经验．北京：人民卫生出版社，1982］

**(1)蔡小荪验方**

药物组成：炒当归 10g，生熟地各 10g，川芎 6g，白芍 10g，炒潞党 12g，炒白术 10g，云茯苓 12g，炙甘草 3g，制香附 10g，益母草 10g，大枣 7 枚。

功效：益气养血，调理冲任。

主治：月经先后不定期，气血两虚。

[张文康．中国百年百名中医临床家丛书．北京：中国中医药出版社，2002]

**(2)钱伯煊验方**

药物组成：党参 12g，茯苓 12g，生地黄 15g，当归 12g，白芍 9g，泽兰 12g，茺蔚子 12g，桃仁 9g，鸡血藤 12g，生牛膝 9g。

功效：补气血，调冲任。

主治：月经先后不定期，气血两虚，冲任失调。

[中医研究院西苑医院．钱伯煊妇科医案．北京：人民卫生出版社，1980]

**(3)班秀文验方**

药物组成：归身 9g，川芎 5g，白芍 9g，首乌 15g，艾叶 6g，菟丝子 12g，党参 12g，制附子 9g（先煎），蛇床子 3g，吴茱萸 2g，炙甘草 5g。

功效：补肝益肾。

主治：月经先后不定期，肝肾不足。

[班秀文．班秀文妇科医论医案选．北京：人民卫生出版社，1987]

## 大医有话说

月经先后不定期的发生，主要是由于冲任失调，血海蓄溢失常所致，究其根源又与肝、脾、肾三脏密切相关，肝主疏泄而调血海，脾主运化而养胞宫，肾主封藏而司冲任，若因某种原因影响到肝脾肾三脏时，就会导致冲任血海的功能异常，且本病的发生常与情志因素有关，同时也是漏经类或闭经类月经失调的前期表现，互相可以转化，因此治疗立法在于恢复和调整肝、脾、肾三脏的功能。班老认为冲任起于胞中而系肝肾，肾精充，肝血足，则冲任得养，血海满溢，其经自调，受孕有期。方中之附子、蛇床子二味，为辛温之品，前者能"引补血药入血分，以滋养不足之真阴，引温暖药达下焦"，以散胞宫之寒冷；后者外用则有燥湿杀虫之力，内服则有温肾壮阳之功，凡子宫寒冷者宜之。

# 第9章 不要让月经过少扰乱生活

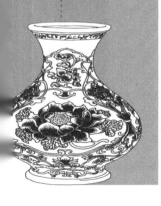

月经过少是指月经周期正常，而血量明显减少，甚或点滴即净，或经期仅1～2天即净，亦称经水涩少、经少。患者常伴有月经延后，也往往是闭经的前驱症状，因此应加以重视。由于月经量少涉及的疾病很多，因此，必须排除器质性疾病如宫颈宫腔黏连、子宫内膜结核，及其他有明确原因者，如服用避孕药及其他激素引起的月经过少等。

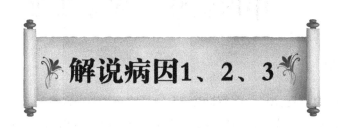

# 解说病因1、2、3

中医认为月经量过少一般有虚实二类。虚证多为肾虚、血虚或胞宫虚寒。肾虚、血虚，则月经量少色淡，或点滴即净。由于精血不足，血海不充，以致经血量少。如果肾阴虚则生热，还可同时并见月经超前；如果阴虚血枯，可进一步造成闭经。血室虚寒者，因寒主凝滞，阳气不足，以致经来色淡而量渐减，亦可合并经期延后，甚则发生闭经。实证则为胞宫受寒邪侵袭或气滞血瘀或痰湿内停，冲任受阻，以致血行不畅，经来量少有块，亦可同时并见痛经，甚则发生闭经。

西医认为月经过少的原因与闭经的原因基本相同，主要是卵巢功能不全，另外子宫发育不良，子宫内膜结核，炎症或刮宫过深亦可出现经量过少。

月经过少的原因，多为营血不足或冲任受阻，前者系血源不足，无余可下，后者为血海受阻，经行不畅。临床常见有血虚、血瘀两种类型。

## 1. 血虚

体质素弱，或大病之后阴血不足或脾虚不能化血，血海不足。无余可下而量少。

## 2. 血瘀

多因寒凝气滞，瘀血内停，血行不畅而经量过少（图9-1）。

图9-1 月经过少的病因病机

# 中医治病，先要辨证

## 1. 肾虚型

经行量少，经色淡黯，面容憔悴，头晕耳鸣，腰膝酸软冷痛，夜尿多，舌色淡，苔薄白，脉沉细无力。治以补肾填精，养血调经。方以当归地黄饮加减。

## 2. 血虚型

经血量少，经色淡红，质稀薄，面色萎黄，头晕眼花，心悸气短，经行小腹绵绵作痛，舌淡红，苔薄，脉细弱。治以补气益血，养血调经。方以滋血汤加减。

## 3. 血寒型

经血量少，色淡质稀或色黯有块，经行腰腹隐痛或冷痛，面色苍白，舌质淡或黯，苔白，脉沉迟无力或沉紧。治以温经散寒，活血调经。方以温经汤。

## 4. 血瘀型

经血量少，色黯红或黑，或夹血块，小腹胀痛偶有刺痛，经行后痛减，可伴胸胁胀痛，腰骶疼痛，舌紫黯，有瘀斑瘀点，脉沉涩。治以活血化瘀，养血调经。方以桃红四物汤加减。

## 5. 痰湿型

经血量少，色淡红，质黏腻或夹杂黏液，形体肥胖，胸脘满闷，倦怠乏力，带下量多，舌胖大，边有齿痕，苔白腻，脉弦滑。治以燥湿化痰，理气调经。方以苍附导痰丸加减(图9-2)。

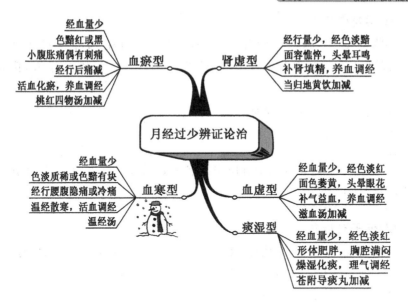

图9-2 月经过少的辨证论治

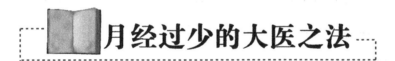

# 月经过少的大医之法

## 大医之法一:温肾调经方

**搜索**

### (1)刘奉五验方

药物组成:当归五钱,川芎一钱,吴茱萸三钱,肉桂一钱半,红花三钱,半夏二钱,木香一钱半,炮姜一钱,桃仁一钱,仙灵脾五钱。

功效:养血活血,温经散寒。

主治:月经过少肾虚血亏。

[北京中医医院,北京市中医学校.刘奉五妇科经验.北京:人民卫生出版社,1982]

**(2)裴笑梅验方**

药物组成:炒当归 9g,炒川芎 3g,鸡血藤 15g,红花 6g,怀牛膝 10g,怀山药 10g,煨狗脊 10g,制川断 12g,紫丹参 20g,丹皮 9g,制香附 9g,肉桂末 1.5g(冲入)。

功效:补益肝肾,行气活血。

主治:月经过少肝肾不足。

> [丛春雨．近现代二十五位中医名家妇科经验．北京:中国中医药出版社,1998]

**(3)何子淮验方**

药物组成:巴戟天、甜苁蓉、仙灵脾、菟丝子、紫河车、石楠叶、熟地、补骨脂、杞子、当归、白芍、黄精、炙甘草等。

功效:培补元阳,补肾益精。

主治:月经过少肾精不足。

> [陈少春,等．何子淮女科经验集．杭州:浙江科学技术出版社,1982]

## 大医有话说

本病多见于现代医学卵巢功能不足或暴崩,多产、产后出血过多引起的贫血,脑垂体后叶机能减退症等。闭经或初潮月经推迟常因先天肾气不足,或年幼多病,天癸不充;或多产房劳,肾阴亏损,血海空虚所致。正如《医学正传》说:"月水全赖肾水施化,肾水既乏,则经血日以干枯。"治法以培补肾之元阳为主,补肾生精以化气血,适用于先天不足或病后失调,元气亏损之月经病症。巴戟天、菟丝子、仙灵脾等补肾振元,据现代药理分析,尚具有类似性激素的作用,配合养血补血药物,如熟地、当归、白芍等鼓舞经水按时而下。适应证为禀赋不足,气血亏损,形体瘦弱,面色少华,少气懒言,头昏腰酸,倦怠无力,月经稀少,腹无痛胀,舌胖大,脉虚细、重按无力。

刘老认为,此病病因为素体阳虚,气血不足,因受寒凉,外寒与内寒相合,客于冲任,血为寒凝,经脉不通故见月经后错,量少,色黑,经期腰腹隐痛亦为常见症状。因为腰为肾之府,肾阳虚故见腰疲乏力。治以益肾养血,温经散寒。

大医之法二：燥湿化痰,行气利水方

**搜索**

**(1)蔡小荪验方**

药物组成:当归 9g,川芎 4.5g,生地 6g,制香附 9g,怀牛膝 9g,枳壳 6g,川军 5g,制胆星 6g,石菖蒲 4.5g,仙灵脾 12g,鹿角霜 9g,云茯苓 12g。

功效:健脾化痰,行气利水。

主治:月经过少痰湿。

[张文康.中国百年百名中医临床家丛书.北京:中国中医药出版社,2002:17～18]

**(2)何子淮验方**

药物组成:生山楂、米仁、姜半夏、茯苓、陈皮、平地木、泽泻、泽兰、苍术、大腹皮、生姜皮。

加减:痰稠咯不畅,加用浮海石、天竺黄;带多酌加扁豆花、白槿皮、川萆薢、鸡冠花;水走皮间,肢体浮肿者,加椒目、官桂。

功效:健脾利水。

主治:月经过少水湿过多。

[陈少春,等.何子淮女科经验集.杭州:浙江科学技术出版社,1982]

**大医有话说**

湿阻血海,营卫不得宣通,经来稀少,甚则经闭,湿走肌肤,则形体日见肥胖。证由过食肥甘,水谷精气气化失常而致。蔡氏拟方佛手散加苍附导痰汤加减而成。当归、川芎为血中之气药,辛香行血调经;苍术健脾燥湿;香附为气中之血药,助归、芎以利气调经;茯苓和中健脾渗湿,治腹中痰湿;南星燥湿化痰,散结攻积;枳壳理气化痰消积。

何老根据家传经验,采取化湿利水,重用山楂消滞导积促进水谷气化,通利胞络,使血能填于胞宫,经水按时而下。适应证为月经愆期,量少色不鲜,形体肥胖,胸闷肢倦懒言,晨起有痰,带多色黄,舌苔薄腻,脉象弦滑。本证多见于内分泌失调所致的月经稀少,闭经及无排卵型月经,患者多肥胖不孕。本证治疗较为棘手,非短期所能转愈。方药2,3个月中不必更换,且滋腻食物及寒冷甜涩之品也宜避免,以防凝滞增壅,治疗更难奏效。平日着重化湿调冲,行经期辅以养血活血,通利之品,一般经4,5个月治疗后,可望体重减轻,月经周期缩短,经量色泽也趋正常。

### 大医之法三:滋阴清热,养血调经方

**朱小南验方**

药物组成:当归9g,白芍9g,熟地9g,白术6g,陈皮6g,丹参9g,巴戟天9g,樗白皮12g,海螵蛸9g,香附6g,青蒿9g。

加减:若经期正常,经量少而不爽,兼有腹胀不舒,身体虚弱者,加入五灵脂9g(包)。

功效:滋阴清热,养血调经。

主治:月经过少阴虚。

> [朱南孙,等.朱小南妇科经验选.北京:人民卫生出版社,1981]

## 大医有话说

　　月经涩少,如无小腹胀痛及色紫黑瘀块的证象,多属血虚,《丹溪心法》所谓:"经水涩少为虚为涩,虚则补之,涩则濡之。"盖血海不充,经源缺乏,经水量少色淡,排血时间缩短,这是自然之理,此种情况,乃为不足之症,不宜用攻破之药,应以养癸水,充经源为治本之道。朱老认为,经量少而经期超先的,乃是阴虚内热,血亏火旺之象。以归、地、芍、丹参养血,术、陈皮健脾以助生血,巴戟固肾,樗白皮、海螵蛸止带,稍佐香附调气,青蒿清虚热。

## 大医之法四：理气调冲方

**搜索**

### 何子淮验方

药物组成：乌药、香附、广木香、枳壳、川芎、大腹皮、白蔻花、虎杖、鸡血藤、丹参、川楝子、月季花、代代花、陈香橼等。

功效：理气活血。

主治：月经过少气血停滞。

[陈少春,等．何子淮女科经验集．杭州：浙江科学技术出版社，1982]

### 大医有话说

《内经》曰："血脉和则精神乃居"，血脉和又必赖气先和。《难经》说："血留而不行者，为气先病也。气为血帅，气行则血行。"故采用《韩氏医通》青囊丸（香附、乌药）意，取香附辛香浓郁，以解郁行气，乌药理气止痛消胀，酌加清芬流动之品，达到气行血运，胀消经调之目的。何老认为，该证属一般性月经不调，调治1～2期即可痊愈。但经期应避免精神刺激，保持情绪悦乐。

# 第10章 中医出招对抗月经过多

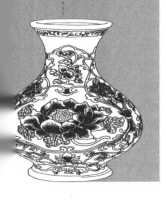

　　月经过多是指月经周期基本正常，而经量明显超过正常者，亦称经多、经水过多。经血量的多少因人而异，它与遗传和环境有关，一般每次经血量在30～50ml，超过80ml就可算经量过多。

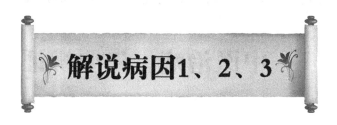

## 解说病因1、2、3

月经过多的发病机制,主要是血热和气虚所致,血热则迫血妄行,流溢失常,气虚则摄纳无权,血随气陷。两者均可出现月经量多。

### 1. 血热

体质素盛,阳气有余,气盛则生热,热则血溢不守而血量多,或热伏冲任,迫血妄行,血量亦多。

### 2. 气虚

体质怯弱,中气下陷,冲任不固,不能摄血,或多妊多产伤血,或经期过劳,冲任受损,损伤血络,血量增多。

中医认为月经过多主要是由气虚或血热或血瘀所致。气为血帅,气有行血统血之功,当气虚统摄无权使冲任不固时,血则外溢无度而出现月经过多,如《证治准绳》所云:"经水过多为虚热,为气虚不能摄血"。阳热内盛,伏于冲任,迫血妄行,流溢失常也可致月经过多,《医学正印》云:"阳胜阴,则经水过多。"血瘀内停,瘀阻冲任,血不归经,失于制约,而致经血过多(图10-1)。

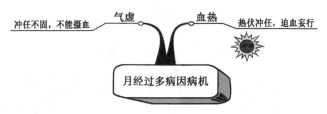

**图 10-1 月经过多的病因病机**

西医认为,本证的发生主要与卵巢功能失调,性激素分泌异常,也可与子宫肌瘤,盆腔炎症及子宫内膜异位症有关。许多内科疾病亦可引起月经过多,但不属于本书讨论的范围。宫内节育器引起月经过多者可按本证治疗。

# 中医治病,先要辨证

## 1. 气虚型

经行量多,色淡红,质清稀。伴面色㿠白,疲乏无力,气短懒言,小腹绵绵作痛,舌淡红,苔薄白,脉细弱。治以补气固冲,摄血调经。方以举元煎加减。

## 2. 血热型

经血量多,经色鲜红或深红,质黏稠。伴心烦口渴,身热面赤,大便干结,小便黄赤或有灼热感,舌红绛,苔黄,脉滑数。治以清热凉血,止血调经。方以保阴煎加减。

## 3. 血瘀型

经血量多,或持续时间延长,经色紫黑,多血块。伴胸闷烦躁,腰骶酸痛,小腹满痛,肌肤不泽,舌质紫黯,有瘀斑、瘀点,脉沉涩或沉弦。治以活血化瘀,止血调经。方以桃红四物汤加减(图 10-2)。

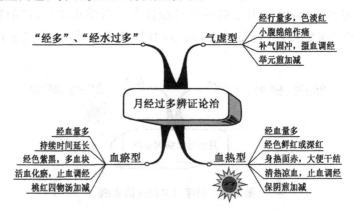

**图 10-2　月经过多的辨证论治**

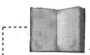# 月经过多的大医之法

## 大医之法一:补气养阴调经方

**搜索**

**(1)罗元恺验方**

药物组成:党参 30g,白术 15g,炙甘草 9g,制首乌 30g,黄精 30g,川断 15g,岗稔根 30g,地稔根 30g,藕节 25g。

功效:气阴双补。

主治:月经过多气阴两虚。

[广州中医学院妇产科教研室.罗元恺医著选.广州:广东科学技术出版社,1980]

**(2)姚寓晨验方**

药物组成:太子参 15g,炙黄芪 30g,生地 15g,黄芩 12g,贯众炭 15g,乌贼骨 15g,重楼 30g。

加减:夹瘀者加煅花蕊石 15g,参三七末 5g;气虚较著者,用潞党参易太子参,加焦白术、炙升麻;阴虚较甚者,配合二至丸,陈阿胶;胎漏者加苎麻根、桑寄生、菟丝子。

功效:益气养阴。

主治:月经过多气阴两虚。

[杨思澍.中国当代名医验方荟海.武汉:湖北科学技术出版社,1996]

**(3)李育福验方**

药物组成:西党参 15g,炙黄芪 12g,续断 15g,白芍 10g,山楂 8g,乌梅 8g,女贞子 10g,旱莲草 8g,甘草 5g。

功效:益气养阴。

主治:月经过多气阴两虚。

[杨思澍.中国当代名医验方荟海.武汉:湖北科学技术出版社,1996]

### (4)张良英验方

药物组成:炙黄芪30g,党参15g,白术10g,怀山药15g,炙升麻8g,白芍15g,熟地20g,阿胶(烊化兑服)20g,炒贯众15g,川续断15g,益母草15g,海螵蛸12g,赤石脂10g,甘草5g。

加减:热象明显者,加小蓟15g,茜草10g;血瘀明显者,去海螵蛸、赤石脂,加炒蒲黄10g。

功效:益气补肾。

主治:月经过多肾气不固。

[苗晓玲,等.张良英采用周期疗法治疗月经过多376例临床报道.云南中医药杂志,1999,20(5):5~7]

## 大医有话说

妇科血证,其病机以气虚营热,虚实夹杂者居多。罗氏认为,血属阴,故呈气阴两虚之象,而有掌心烦热,睡眠欠佳等证,故治法以补气养血滋阴涩血为主,选用药物除参术草以补气外,同时用黄精、首乌等以滋阴养血。李氏方中西党参、炙黄芪二药为君,旨在益气摄血以固其本。西党参性平味甘,功专补气健脾,且甘润而不燥,兼能养血生津;炙黄芪甘温,为补气之要药。以白芍、续断二药为辅,有补肝壮肾,养血敛阴之功,能助血归经,为治阴虚血热崩漏下血之良药。且二药皆入肝经,行中有止,止中有行,可使血热清而不凝,血行缓而不滞。另有山楂、乌梅酸涩微温,能健运脾胃,固摄收涩。女贞、旱莲即二至丸,为滋阴清热,凉血止血之验方。此四药为佐,既可助参、芪益气统摄,又可养阴敛阴止血,收标本同治之功。另以少量甘草为使,以补中益气而调和诸药。全方合用,能大补气阴以固其本,迅速止血以治其标。张氏方中重用黄芪,补中益气,通过补气而达到摄血的目的。同时配伍健脾益气之党参、白术、怀山药,补肾益气之熟地、川续断,使脾肾功能正常,统血有权,冲任调畅,经量自能正常。根据"急则治其标、缓则治其本"

的原则,佐以摄血止血之海螵蛸、赤石脂。但离经之血即为瘀血,若单纯收涩止血,势必造成瘀血内停,好血难安的不良结局。因此,又佐以化瘀止血之益母草、炒贯众,使瘀血化,血自宁,从而达到减少经量的目的。纵观全方,其组方精当,用药合理,寓止于升提补之中,寓止于化瘀散之中,起到了止血而不留瘀的双重作用。应用时间强调必须是月经来潮后2天,此时经来已畅,此方既达到减少经量的目的,又不阻碍经血的畅行。

### 大医之法二:养阴清热调经方

**搜索**

**(1)裘笑梅验方**

药物组成:炒生地 15g,煅龙牡各 15g,旱莲草 15g,冬桑叶 15g,川断 10g,狗脊 10g,炒杜仲 12g,制玉竹 10g,制黄精 10g,茯神 9g。

功效:滋养肾阴。

主治:月经过多肾阴不足。

[裘笑梅.裘氏妇科临证医案精萃.杭州:浙江科学技术出版社,1992]

**(2)蔡小荪验方**

药物组成:炒当归 9g,丹参 9g,生地炭 30g,侧柏叶 9g,炒蒲黄 9g,川续断肉 12g,狗脊 12g,丹皮炭 9g,白芍 9g,地榆炭 9g,固经丸 9g。

功效:滋阴养血。

主治:月经过多肾阴不足。

[张文康.中国百年百名中医临床家丛书.北京:中国中医药出版社,2002]

**大医有话说**

此型由于肾阴不足,阴虚生热,热扰血室而致月经过多。裘老先以验方生地龙牡汤为主,养阴补肾清热止血。待经净时,加炙黄芪 9g,炒潞参 10g,稍佐以益气之品,是寄"无阳则阴无以生,无阴则阳无以化"之意,在补肾阴之时,加入补气之品,促进阴平阳秘,阴阳平衡。蔡老分析此证属阴虚血热,迫而下行,如枉事温补或单纯固涩,恐均难取效。血得热则行,得寒则止,热者清之,当逆其病而施治,故拟养血育阴,清热固经。鉴于有时腹痛,防其尚有残瘀,因予生地、白芍、侧柏叶、丹皮、地榆、固经丸清热养阴止血之外,参当归、丹参以祛瘀生新。川续断、狗脊补肾健腰,蒲黄祛瘀止血。药后经量即见减少,由于流产不免体虚,复诊从原方加党参以益气扶正,不三剂而完全净止,症状虽除,气血已耗,脾肾不足,且略有黄带,可见余热未净,再宗八珍汤加减。增杜仲、川续断、狗脊、杞子、桑寄生等,气血双疗,脾肾兼顾,参泽泻助茯苓以渗湿泻火,投剂后续趋康复。

## 大医之法三:温补脾肾,止血调经方

**搜索**

### (1)罗元恺验方

药物组成:附子 6g,炮姜 5g,炙甘草 9g,党参 30g,白术 9g,首乌 30g,岗稔根 30g。

功效:温补脾肾。

主治:月经过多脾肾两虚。

[广州中医学院妇产科教研室.罗元恺医著选.广州:广东科学技术出版社,1980]

### (2)钱伯煊验方

药物组成:当归 9g,白芍 9g,干地黄 12g,山药 9g,白术 9g,枸杞子 9g,桑寄生 12g,龟板胶 12g,鹿角胶 12g,远志 6g,夜交藤 9g,枣仁 9g,扁豆衣 9g。

功效:补益肝肾,调补冲任。

主治:月经后期肝肾不足,冲任失调。

[中医研究院西苑医院.钱伯煊妇科医案.北京:人民卫生出版社,1980]

**大医有话说**

肾为先天之本,脾为后天之本。女子以肝为先天,脾气不足,肝肾亏虚,经血失于统摄,则月经过多,罗氏认为此类证型,治法应着重温阳益气,用药以姜、附、参、术为主,佐以养血收涩之品。钱氏认为心脾两虚,肝肾又亏,冲任损伤。治疗方法主要在于固本,故用山药、白术补气,使气能摄血,血能归经,气旺自能生血,则心脾肝肾得以滋养,冲任亦能得强,久病逐渐向愈。此型治疗主要以肝脾肾三补为主,辅以健脾等防滋腻之品。

## 大医之法四:清热凉血调经方

搜索

**(1)孙浩铭验方**

药物组成:侧柏叶30g,黑地榆15g,生地黄12g,干藕片30g,杭白芍6g,枯黄芩6g,黑栀子9g,蛇绒草30g,老鼠乌30g,制香附4.5g,地骨皮9g,软毛柴2.5g。

功效:疏肝泄热,凉血止血。

主治:月经过多肝郁化火。

> [福州市人民医院.孙浩铭妇科临床经验.福州:福建人民出版社,1978]

**(2)朱小南验方**

药物组成:生地12g,蒲黄炒阿胶9g,仙鹤草9g,荆芥炭9g,赤芍6g,丹皮6g,白术6g,茯苓6g,盐水炒川柏9g,青蒿9g,地骨皮12g,旱莲草9g。

功效:滋阴养血,清热凉血。

主治:月经过多血热。

> [朱南孙,等.朱小南妇科经验选.北京:人民卫生出版社,1981]

**(3)何子淮验方**

药物组成:桑叶、地骨皮、丹皮、生荷叶、槐米、玄参、生地、紫草根、生白芍、旱莲草、竹茹、炒玉竹等。

功效:清热凉血,养阴生津。

主治:月经过多血热。

> [陈少春,等.何子淮女科经验集.杭州:浙江科学技术出版社,1982]

## 大医有话说

成无己说:"冲之得热,血必妄行。"血热由多种因素引起,有肝郁化火,情志过级化火,素体偏热,加上饮食情志等因素化火等,血热则迫血妄行,经行量多,且多出现月色鲜红,量多质稠,夹有血块。孙氏认为肝气郁结化火,迫血妄行所致的月经过多,盖肝气不舒,藏血无权,每致月经过多。论治应以疏肝泄热,凉血止血。际此出血持续旬日的情况下,当以凉血止血为先,继以疏肝泄热。若此时专主调气,恐血随气行,有血崩之虑。如治在经前当以疏肝理气为主。先后缓急,有所不同。朱氏认为,经水量多,在初起或偶然发生的,总以血热的病因占绝大多数。李梴《医学入门》谓:"来多,或日多五、六日以上者,内热血散也。"《万全妇人秘科》亦谓:"经水来太多者,不问肥瘦皆属热也。"盖热盛则逼血妄行,治疗以清热为主,摄血为佐,治疗后若经净热退,气血虚弱证象出现,采用补养的方法,充养气血,调补肝肾,以恢复其健康。

### 大医之法五:活血化瘀,止血调经方

### 搜索

**(1)张良英验方**

药物组成:三棱 10g,莪术 10g,当归 15g,枳壳 10g,川芎 10g,橘核 12g,桂枝 15g,茯苓 15g,甘草 5g 等。

功效:行气活血。

主治:气滞血瘀,瘀阻冲任、胞脉,而致月经过多者。

> [苗晓玲,等.张良英采用周期疗法治疗月经过多 376 例临床报道.云南中医药杂志,1999,20(5):5～7]

**(2)夏桂成验方**

药物组成:炒当归 10g,赤芍 10g,制香附 9g,五灵脂 10g,蒲黄(包煎)6g,川续断 10g,山楂 10g,益母草 15g,艾叶 6g,炒枳壳 6g,茯苓 15g。

加减:小腹作痛明显者,加延胡索 10g,炙乳没各 6g;大便清泻者,去当归、炒枳壳,加白术 10g,丹参 10g,建曲 10g。

功效:行气活血,化瘀止血。

主治:月经过多气滞血瘀。

[夏桂成.中医临床妇科学.北京:人民卫生出版社,1994]

**(3)陈丹华验方**

药物组成:马鞭草、鹿衔草、茜草、益母草。

功效:清热化瘀,调经止血。

主治:月经过多热盛血瘀。

[杨思澍.中国当代名医验方荟海.武汉:湖北科学技术出版社,1996]

## 大医有话说

血寒血热皆可致血行瘀滞,体内瘀滞离经止血,停于体内,瘀阻胞脉,冲任损伤,而致月经过多,可见经行量多,阵发性出血,色紫黑,有较大血块,小腹疼痛,血块排出后疼痛减,出血减少。胸闷烦躁,舌质紫暗,或有瘀点,脉细涩。陈氏组方简单,方中以马鞭草清热解毒,活血化瘀;鹿衔草凉血固经;茜草活血化瘀,且凉血止血;益母草活血止血。诸药合用,共奏清热化瘀,调经止血之效。体现了清、通并施,凉固并进,而又以清通为主的治则。主治妇科出血病症,如月经量多,崩漏,经断复来,"人流"或产后恶露不绝,属湿热或瘀热型者。

大医之法六:扶脾调肝,举经止漏方

## 搜索

**(1)王渭川验方**

药物组成:党参 24g,鸡血藤 18g,生黄芪 60g,女贞子 20g,旱莲草 24g,柴胡 9g,白芍 12g,薤白 12g,阿胶 12g,夏枯草 80g,仙鹤草 80g,大蓟 12g,小蓟 12g,炒升麻 20g,槟榔 6g,山楂 9g,神曲 9g。

功效:扶脾调肝,调理冲任。

主治:月经过多肝强脾弱,冲任失调。

[王渭川.王渭川妇科治疗经验.成都:四川人民出版社,1981]

### (2)沈仲理验方

药物组成:益母草 9g,川芎 6g,赤白芍各 9g,生地 9g,炒白术 9g,怀山药 15g,白扁豆 9g,公丁香 3g,白蒺藜 12g,生贯众 15g,制香附 6g。

功效:扶脾调肝,调理冲任。

主治:月经过多肝强脾弱,冲任失调。

[沈春晖.沈仲理临证医集.上海:上海中医药大学出版社,2001]

### (3)丁光迪验方

药物组成:炒防风 10g,荆芥炭 10g,白芷 10g,藁本 10g,柴胡 5g,炒白芍 10g,炙黑甘草 5g,炒当归 10g,白术 10g,茯苓 10g,木香 6g,鲜藕(打)250g。

加减:如兼腰酸坠痛,为督带虚损,加羌活、独活各 5g,续断 10g;如经崩血多,为气虚下陷,不能摄血,加白芷 5g,黄芪 10g;初时血多紫块,为气虚血瘀,加红花、炮姜各 5g;带多如水者,加白龙骨、赤石脂各 10g,亦可加苍术 10g(有伏龙肝最佳,用 250g,煎汤代水)。

功效:扶脾调肝,调理冲任。

主治:月经过多肝强脾弱,冲任失调。

[杨思澍.中国当代名医验方荟海.武汉:湖北科学技术出版社,1996]

## 大医有话说

月经过多也可见于肝强脾弱,肝脾不足,冲任失调,统藏不固,而致月经量多,症见每次经量较多,夹有血块,经行腹痛绵绵,伴经前头痛,两耳鸣响,肠鸣便溏,苔薄腻,脉弦细。治疗始终以益气健脾为主,辅以养血平肝。肝充平则脾清升,气为血之帅,元气充沛,则血归其经,统血有权,冲任固摄,故效果良好。王氏认为,此型经量多者宜清火,柴胡性能疏泄,必须依据患者禀赋,适当施治,不可专恃成方,呆板运用。调经要义,总不外热者清之,寒者温之,有余者泄之,不足者补之,肝郁者条达之,应权衡规矩,灵活掌握。丁氏方中,荆、防、芷、藁升降阳气,调治奇经,治崩漏而止血,为主药。即陷下者举上之意。辅佐逍遥、归脾,和肝脾,调经期。使茯苓,取其引药入于下焦,从而升举陷下之气。前贤尝谓:"将欲升之,必先降之"即此意也。鲜藕养血活血涩血为引,合而用之,扶脾调肝,举经止漏。

# 第11章 不要被子宫肌瘤盯上

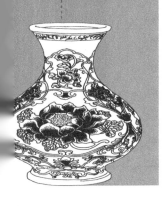

子宫肌瘤是女性生殖器最常见的一种良性肿瘤。其多见于30～50岁妇女，以40～50岁最多见，20岁以下少见。子宫肌瘤多无症状，少数表现为阴道出血，腹部触及肿物以及压迫症状等。如发生蒂扭转或其他情况时可引起疼痛。在中医学中，其属于"月经过多"、"崩漏"、"带下病"、"癥瘕"等范畴。

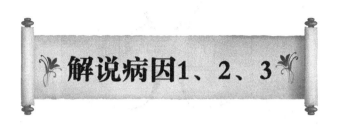

# 解说病因1、2、3

### 1. 气滞血瘀

七情所伤,肝气郁结,阻滞经脉,致血行受阻,气聚血凝,积而成块;或经期产后,胞脉空虚,瘀血未尽之际,房事不节,或外邪侵袭,凝滞气血,积聚成块,逐渐增大而成癥瘕。

### 2. 气虚血瘀

肾藏精,主生殖,妇人以血为末,气血之根在于肾。先天肾气不足,或后天伤肾,肾气亏虚,可致血行乏力,日久结而成瘀;或素体脾虚,正气亏乏,加之忧思伤脾,脾气更虚,使血行瘀滞,瘀血内停,渐积成癥。

### 3. 痰瘀阻滞

素体脾虚,或饮食不节,损伤脾胃,致脾失健运,水湿不化,凝而为痰,痰浊与气血相搏结,凝滞气血,痰湿阻滞,积聚不散,日久渐成癥瘕(图11-1)。

### 4. 湿毒蕴结

经期产后,胞脉空虚,正气不足,余血未尽之际,外阴不洁,或不禁房事,感染湿热邪毒入里化热,毒血与余血相结,滞留于冲任胞宫,气血循行不利,湿热瘀结不化,日久渐成癥瘕(图11-1)。

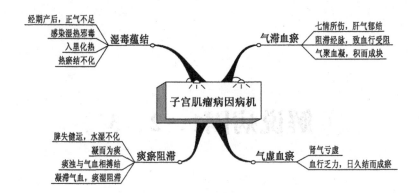

**图 11-1 子宫肌瘤的病因病机**

# 中医治病，先要辨证

### 1. 气滞血瘀型

下腹部结块，触之有形，按之痛或不痛，小腹胀满，月经先后不定，经血量多有块，经行难净，经色黯；精神抑郁，胸闷不舒，面色晦黯，肌肤甲错；舌质紫黯，或有瘀斑，脉沉涩弦。治以疏肝行气，化瘀散结。方以香棱丸加减。

### 2. 气虚血瘀型

下腹部或有结块，触痛；月经量多或少，经色紫黯有块，婚久不孕或曾反复流产，腰膝酸软，头晕耳鸣，或头晕目眩，心悸气短，面色白，舌边有瘀点瘀斑，脉弦细。治以益气散结，活血行瘀。治以补阳还五汤加减。

### 3. 痰瘀阻滞型

小腹有包块，按之不坚，或时作痛，带下量多，色白质黏稠，胸脘痞闷，时欲呕恶，经行愆期，甚或闭而不行，舌体胖大，紫黯，或有瘀点、瘀斑，苔白腻，脉弦滑。治以活血除湿，散结消癥。方以桂枝茯苓丸加减。

### 4. 湿毒蕴结型

下腹部肿块，热痛起伏，触之痛剧，痛连腰骶，带下量多，色黄或无色杂下,经行量多,经期延长,经前腹痛加重,身热口渴,烦躁易怒,便秘溲赤,舌红,苔黄腻,脉弦滑数。治以除湿解毒,化痰消癥。方以散聚汤或大黄牡丹汤加减(图11-2)。

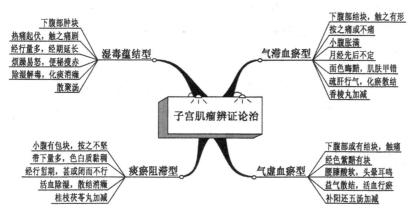

下腹部肿块
热痛起伏,触之痛剧
经行量多,经期延长
烦躁易怒,便秘溲赤
除湿解毒,化痰消癥
散聚汤

湿毒蕴结型

气滞血瘀型

下腹部结块,触之有形
按之痛或不痛
小腹胀满
月经先后不定
面色晦黯,肌肤甲错
疏肝行气,化瘀散结
香棱丸加减

子宫肌瘤辨证论治

小腹有包块,按之不坚
带下量多,色白质黏稠
经行短期,甚或闭而不行
活血除湿,散结消癥
桂枝茯苓丸加减

痰瘀阻滞型

气虚血瘀型

下腹部或有结块,触痛
经色紫黯有块
腰膝酸软,头晕耳鸣
益气散结,活血行瘀
补阳还五汤加减

图11-2 子宫肌瘤的辨证论治

# 子宫肌瘤的大医之法

## 大医之法一:活血化瘀除湿方

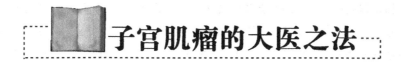

**梁如碧验方**

药物组成:桂枝15g,茯苓25g,桃红、丹皮各12g,土鳖虫、赤芍、鳖甲各20g。

加减:青年女性患者伴心烦易怒,乳房胀痛者加调肝清肝之品:柴胡、白芍、香附、栀子、益母草;中年女性更年期前后加调节冲任之品:鹿衔草、鹿角霜、泽兰、巴戟、黄柏;月经量多色鲜红、经期延长或提前者加生地、贯众炭、茜草炭、乌贼;痛经,症状重者加(炒)灵脂、(炒)川楝、(醋制)延胡索;伴膜样痛经有血块状物排出者加三棱、莪术、(炒)灵脂、(炒)蒲黄;腰痛甚者加杜仲、川断、菟丝子、怀牛膝、鹿角片；痰浊重，体态胖硕者加（姜制）半夏、海藻、昆布；症状控制，B超复查瘤体缩小在 2cm×0.8cm 左右大者，加莪术、三棱、当归、二地、黄芪、白术、三七、鹿衔草、鹿角霜、鸡内金制成蜜丸，每丸含原生药 10～12g，早、晚各服 1 丸以图缓治。

功效：活血化瘀，消痰除湿。

主治：气滞血瘀湿阻型子宫肌瘤。

[梁如碧．加味桂枝茯苓丸治疗子宫肌瘤 62 例．陕西中医，2008，29(3)：273～274]

## 大医有话说

　　人之气血津液流动不息，若其运行障碍，滞而不行时则互为影响，湿聚生痰，成饮下趋，特别是下焦瘀阻之处必伴有水饮痰浊凝滞，瘀血聚久则为症血，与之互结附于胞宫则为症疾。梁如碧活用仲景桂枝茯苓丸以治疗子宫肌瘤。该方以桂枝、茯苓为主药，温阳化水、消痰除湿；桂枝与丹皮、桃仁、芍药相伍，温阳行瘀，使后者化瘀之力更强，其组方专为痰瘀互结之症块而设。为丸者，以其为顽疾，缓消渐散而收功也。加入土鳖虫，亦据仲景治下焦瘀血症善用桂枝、桃仁、土鳖相配，共奏逐瘀、破结、消症之功；鳖甲属软坚散结血肉有情之品，最善于消散坚积肿块，《本经》谓其"主心腹症瘕坚积"，故选用入基本方。加味桂枝茯苓丸，吸收了仲景治疗女子胞宫症瘤、消瘀散结之配伍精髓，依据附于胞宫之症瘤顽疾的成因和机制结合病人体质、年龄、临床兼证特征，灵活加减变化，故而收到满意的治疗效果。

### 大医之法二：破血化瘀方

搜索

**冯泽芳验方**

药物组成：三棱 12g，莪术 12g，延胡索 12g（打），田七粉 8g（冲），皂刺 40g，五灵脂 15g，白芷 15g，红藤 30g，半枝莲 20g，败酱草 20g，连翘 12g，赤芍 24g，荔核 24g，牡蛎 24g。

加减：月经过多或持续不净者去赤芍、三棱、莪术，加蒲黄、地榆；月经过少或闭经者加王不留行、水蛭；带下黄稠味臭，阴部奇痒者加苦参、蛇床子；

带下绵绵,腰膝重者加淫羊藿、芡实;形体肥胖,舌苔厚腻,痰湿较重者加苍术、茯苓;腹部有剧烈疼痛者加乳香、没药。

用法:每剂药煎3次,3次药液与田七粉合在一起大约800ml,留取100ml冲洗阴道或灌肠,余药液分3～6次饭后温服,每剂可服2天,20剂为1疗程。若查见滴虫和宫颈糜烂者,可在外用100ml的药液中加入适量的明矾或庆大霉素冲洗阴道或灌肠。此外,将煎煮过的药渣晒干打碎取500g左右,加入芒硝250g、食盐509g、酒醋各80g,拌匀同放锅中炒热后,装入布袋中放在肚脐与小腹部热敷(以不烫伤皮肤为度),每晚1次,每次不少于90分钟,待温度下降时外用热水袋不断加热至小腹汗出更佳。

功效:破血行瘀,化痰散结。

主治:痰瘀阻滞型子宫肌瘤。

[冯泽芳.活血化滞消瘤汤内外兼治子宫肌瘤98例.四川中医,2005,23(2):67]

## 大医有话说

冯泽芳采用中医内服、外敷和冲洗三种方法联合治疗子宫肌瘤,其中内服方中,多选用破血逐瘀,软坚化痰散结的药物。冯泽芳认为,子宫肌瘤属"癥瘕"范畴,临床见证以实证居多,且每以瘀血痰浊内聚为特征,故其认为,内服药量宜大且频服。只要辨证准确,用量宜大宜猛,才能祛邪迅速,取效卓著。同时,三煎药汁混合,药力均匀;饭后频温服不伤脾胃,不易出偏差;内服、阴道冲洗、灌肠、热熨分四处给药,药力分散,量大无妨。同时配合外敷方效果佳。利用煎煮过的药渣加入具有软坚散结、化滞消症的芒硝和食盐消肿化积,活血通络的食醋和白酒通过对肚脐与小腹的温热刺激直接将药物作用到病变处。最后联合冲洗易吸收,分出煎好药液保留灌肠,促使病灶的软化消散和吸收。诸法合用,内外调治,对子宫肌瘤有较好的疗效。

### 大医之法三:滋阴泻热方

**邱志济验方**

药物组成:内服方:生黄芪30g,党参、生白术各15g,怀山药、鸡内金各18g,三棱、莪术各6～10g,天花粉30～60g,海藻20g,甘草6g,生贯众25g,穿山甲粉(套胶囊)4.5g。外用方:阿魏、生南星、参三七、海藻、归尾、王不留行、炒小茴。

加减：经行崩冲加花蕊石 30g。

用法：将外用方共碾粗末，将粗末装入长 15cm、宽 10cm 细白布袋内，干敷神阙穴偏小腹，外用绷带固定。

功效：消补兼施，扶正祛瘀。

主治：气虚血瘀型子宫肌瘤。

> ［邱志济，等．朱良春治疗妇科肿瘤的经验和特色选析．辽宁中医杂志，2002,29(6)：315～316]

## 大医有话说

张锡纯论女子癥瘕治法云："女子癥瘕，多因产后恶露未净凝结于冲任之中，而流走之新血又日凝滞其上以附益之。遂渐积而为痃瘕矣。"又云："若其病已逾年，或至数年……惟治以拙拟理冲汤。补破之药并用，其身形弱者服之，更可转弱为强。即 10 余年久积之痃瘕，硬如铁石，久久服之亦可徐徐尽消。"其盛赞三棱、莪术既善破血，又善调气，善消冲任中之瘀血，又能开胃进食。本方中，运用三棱、莪术以破血逐瘀开胃，重用天花粉以清热生津疗疮解毒。穿山甲、海藻、鸡内金以破血逐瘀、软坚散结。张锡纯谓："天花粉苦微酸、性凉润、清火生津，善通行经络。解一切疮家热毒，疗痈初起者与连翘、山甲并用即消。"另外，本方又用生黄芪、党参、生白术、怀山药补气健脾，益正气以御邪，攻补兼施。同时，运用内外合治之法，提高治愈率，取"味腥气秽，善走奇经之意"，在自拟"外治妇瘤散"中用辛烈、臭秽、窜透之力极强之"阿魏"等药外敷神阙穴，配合内服气腥秽而窜，其走窜之性无微不至的穿山甲直达病所，宣通脏腑，贯彻经络，散结除癥。神阙穴与全身经络相通，与脏腑相连。神阙穴敷药即可激发经气，神阙、关元属任脉，又为冲脉循行之地，带脉维系之处。且冲为血海，任主胞胎而总司一身之阴。任督相表里，冲任督"一源而三歧"，三脉经气相通，内联五脏六腑，外接四肢百骸。由于外敷辛烈、臭秽、窜透之药的向内辐射，渗透穴位刺激等作用，药物之气从俞穴循经络入血脉，直达病所，加上内服中药的相互作用，对肌瘤软坚消散颇能加速。另外，干敷对皮肤过敏者较为适应，无副作用。

大医之法四：补气活血方

**搜索**

**杨慧验方**

药物组成：黄芪 20g，当归 10g，瓜蒌 15g，桂枝 9g，薏苡仁 15g，茯苓 15g，莪术 10g，赤芍 15g，桃仁 9g，地龙 9g。

功效：益气固本，逐瘀消癥。

主治：气虚血瘀型子宫肌瘤或子宫肌瘤伴虚证。

> ［杨慧，等．益气逐瘀法治疗围绝经期子宫肌瘤的临床观察．辽宁中医杂志，2008，35(5)：724～726］

**大医有话说**

子宫肌瘤属中医"癥瘕"范畴，历代医家治疗也多依据《素问·至真要大论篇》"坚者削之……留者攻之"，"可使破积，可使溃坚"的原则，以活血化瘀消癥为主。然子宫肌瘤气虚型多见于围绝经期尤其是绝经前期妇女，杨慧认为，年近七七，任脉虚，太冲脉衰少，天癸将竭，脾气渐虚，肾气渐衰，此期发病，当以正气虚弱为发病之内因，气为血帅，血为气母，气行血行，气止血止，《内经》云："养正积自除"，可见正气虚弱，血行迟滞；脾虚生湿，湿聚成痰；痰血互结，瘀阻经脉，则积久成，其基本病机应为：气虚血滞，痰血内阻。故治疗当以益气养血、温经通脉、活血化痰为法，以黄芪配当归，补气升阳、益气养血以扶正固本；桃仁、莪术、赤芍行气活血、破瘀止痛以祛瘀生新；茯苓、薏苡仁、瓜蒌健脾渗湿、行气利水以化痰散结；桂枝温经通阳；地龙通络利水。诸药相合，共奏益气固本、逐瘀消癥之功效。

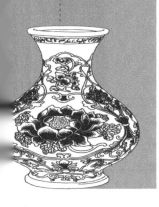

　　子宫从正常位置沿阴道下降，宫颈外口可达坐骨棘水平以下，甚至子宫全部脱出于阴道口以外，称为子宫脱垂。子宫脱垂常伴有阴道前壁、后壁膨出。临床上以阴道内脱出块状物，伴有下坠感和腰骶部酸痛为其特征。子宫脱垂属于中医"阴挺"、"阴脱"等范畴。

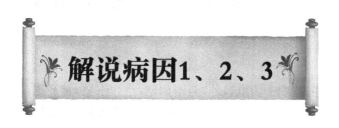

**解说病因1、2、3**

### 1. 气虚

素体虚弱,中气不足,分娩时用力太过,或产后操劳持重,或久嗽不愈,或年老久病,便秘努责,损伤中气,中气下陷,固摄无权,系胞无力,以致子宫下垂。

### 2. 肾虚

先天不足,或房劳多产,伤精损肾,或年老体弱,肾气亏虚,冲任不固,系胞无力,以致子宫下垂。

### 3. 湿热

湿热往往非导致阴挺的直接原因,而是阴挺脱于外,摩擦损伤,又为湿邪外侵。或因脾虚湿浊下注,夹有肝火,蕴而生热所致(图 12-1)。

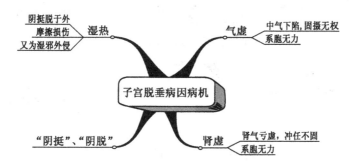

**图 12-1 子宫脱垂的病因病机**

# 中医治病，先要辨证

## 1. 气虚型

子宫下移，或脱于阴道口外，劳则加剧，小腹下坠，神疲乏力，少气懒言，小便频数，或带下量多，色白质稀，面色少华，舌淡苔薄，脉缓弱。治以补气升提。方以补中益气汤加减。

## 2. 肾虚型

子宫下移，或脱于阴道口外，久脱不复，小腹下坠，腰酸腿软，小便频数，夜间尤甚，头晕耳鸣，舌淡苔薄，脉沉细。治以补肾固脱。方以大补元煎加减。

## 3. 湿热型

子宫脱出于阴道口外，或见阴道前后壁膨出，表面红肿疼痛，甚或溃疡渗液，色黄臭秽，或小便灼热，或口干口苦，舌红，苔黄腻，脉滑数。治以益气、除湿、清热。方以乌头汤加减（图 12-2）。

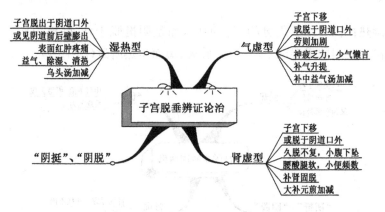

**图 12-2　子宫脱垂的辨证论治**

**子宫脱垂的大医之法**

大医之法一：补脾益肾方

**搜索**

**（1）孙社敏验方一**

药物组成：党参30g，黄芪30g，白术15g，炙甘草6g，升麻6g，柴胡6g，当归15g，陈皮6g，炒续断9g，枳壳20g。

加减：血虚者，加熟地黄9g，阿胶9g；带下量多、色黄质黏腻、有臭气者，去党参，加黄柏15g，败酱草15g，薏苡仁15g。

用法：好转后续服补中益气丸或颗粒。

功效：补气升提，补肾固脱。

主治：气虚型子宫脱垂。

> ［孙社敏．补中益气汤加减治疗子宫脱垂150例疗效观察．国医论坛，2010，25（12）：26］

**（2）孙社敏验方二**

药物组成：党参9g，当归9g，炙甘草3g，升麻3g，熟地黄9g，杜仲9g，山茱萸9g，枸杞子9g，怀山药9g，菟丝子9g。

加减：肢冷不温者，加制附子6g（先煎），肉桂3g（后下）；有阴虚内热、舌质红、脉细数者，加知母9g，地骨皮9g，生地黄9g。

用法：好转后续服补中益气丸或颗粒配肾气丸。

功效：补益脾肾，强髓固脱。

主治：肾虚型子宫脱垂。

> ［孙社敏．补中益气汤加减治疗子宫脱垂150例疗效观察．国医论坛，2010，25（12）：26］

## 大医有话说

　　孙社敏认为，本病的发生主要由于中气不足或肾气亏损，冲任不固，带脉失约所致。《妇人良方大全》云："妇人阴挺下脱，或因胞络受损，或因子脏虚冷，或因分娩用力所致。"本病常见气虚、肾虚两证。气虚为素体虚弱，中气不足，或因分娩用力过度，或便秘、久咳，均可致气虚下陷、系胞无力，而致子宫脱出。肾虚为房事频繁，或产育过多，肾气亏耗，带脉失约，冲任不固，无力系胞所致。治疗上各代医家以《内经》"虚者补之、陷者举之"为治疗原则。孙社敏选用补中益气汤加减以补气升提，补肾固脱。气虚方中党参、黄芪、甘草益气升提；升麻、柴胡升提阳气，以助益气之力；白术健脾；当归补血；炒续断补肾；枳壳可兴奋子宫收缩，以助升提之功能。可加熟地黄、阿胶滋阴补血；黄柏、败酱草、薏苡仁清热利湿。诸药合用，使气虚者补之，气陷者升之，元气内充，清阳得升，则诸症自愈。而肾虚方中当归、熟地黄养血滋阴；杜仲、山茱萸、枸杞子、菟丝子补肝肾；怀山药、炙甘草健脾和中。可加制附子、肉桂温补肾阳；知母、地骨皮、生地黄滋阴清虚热。诸药合用，切合该病病机，故临床效果满意。

### 大医之法二：益气除湿热方

**搜索**

### 刘克龙验方

　　药物组成：黄芪30g，麻黄20g，白芍、制川草乌（先煎）、川芎、黄芩、生地黄、生甘草各15g，蜂蜜100g（兑服）。

　　功效：益气通络，散寒除湿，清郁热。

　　主治：子宫脱垂湿热型。

> ［刘克龙．加味乌头汤治疗子宫脱垂76例．湖北中医杂志，2001，23（12）：30～31］

**大医有话说**

　　刘克龙认为，若子宫脱垂日久，易受外邪侵袭。兼之局部气机不畅，脉络不通，故常有白带、阴痒、局部溃烂等症状出现，多为子宫脱于外受湿热邪气所致。乌头汤乃《金匮要略》方，用于治疗风痹症，乌头汤证与子宫脱垂的腰痛、腰胀等症候群有相通之处，因此刘克龙借用乌头汤加川芎、生地、黄芩治疗子宫脱垂。方中黄芪补中益气，麻黄辛温发表；麻黄配黄芪能鼓动肺气，调和全身经脉，以升提子宫；制川草乌祛寒除湿搜风，通达全身经络，荡涤子宫中的寒邪湿浊。但乌头性急，有过之不及之患，故配伍白芍酸甘以缓其急；甘草、蜂蜜可解乌头之毒，有顾胃保肝作用；生地、黄芩可清其郁热。全方共奏宣肺益气、通经活络、散寒除湿兼清郁热、升提子宫之功。子宫脱垂病，其本是中气下陷，其标是局部湿热或因寒湿侵袭，久而化火。因此治疗本病时，首先要照顾整体，但也不能忽视局部。加味乌头汤对整体、局部两者兼顾，故效果显著。

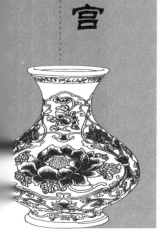

子宫内膜异位症是指具有生长功能的子宫内膜出现在子宫腔被覆黏膜以外的身体其他部位,这些异位的子宫内膜组织在卵巢激素的变化影响下发生周期性出血,伴有周围纤维组织增生和黏连形成。子宫内膜异位症属中医"痛经"、"癥瘕"、"积聚"和"不孕"等范畴。其典型临床表现为继发痛经。同时可伴下腹部和背部进行性疼痛,性交不快或性交痛,一些患者也可表现为不育及月经改变。

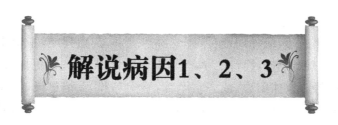

## 解说病因1、2、3

### 1. 肾气亏损

先天肾气不足,或房劳多产,或久病虚损,伤及肾气,肾虚则精亏血少,冲任不足,经行血泻,胞脉愈虚,失于濡养,"不荣则痛",故痛经。

### 2. 气血虚弱

素体虚弱,气血不足,或大病久病,耗伤气血,或脾胃虚弱,化源不足,气虚血少,经行血泻,冲任气血更虚,胞脉失于濡养,"不荣则痛",故痛经。损伤脾气,中气不足,冲任不固,血失统摄,以致经行量多。忧思伤脾,气虚而血滞,使瘀血留滞,瘀血内停,渐积成癥。

### 3. 气滞血瘀

素性抑郁,或忿怒伤肝,肝郁气滞,气滞血瘀;经期产后,余血内留,蓄而成瘀,瘀滞冲任,血行不畅,经前经时气血下注冲任,胞脉气血更加壅滞,"不通则痛",故痛经。七情过极,郁而化热,热扰冲任,迫血旺行,以致经量增多。情志不畅,肝气郁结,疏泄失常,血气不和,冲任不能相资,以致不能摄精成孕。暴怒伤肝,气逆血留七情过极,肝气郁结,气血运行受阻,滞于胞宫,结块积于小腹,成为气滞癥瘕。

### 4. 寒凝血瘀

经期产后,感受寒邪,或过食寒凉生冷,寒客冲任,与血搏结,以致气血凝滞不畅,经前经时气血下注冲任,胞脉气血更加壅滞,"不通则痛",故痛经。经期产后余血未净之际,涉水感寒,或不禁房事,瘀阻胞脉,以致不能摄精成孕。经期产后,胞脉空虚,加之房事不洁,或外邪侵袭,凝滞气血,积而成癥。

### 5. 湿热蕴结

素有湿热内蕴,或经期产后,感受湿热之邪,与血搏结,稽留于冲任、胞宫,以致气血凝滞不畅,经行之际,气血下注冲任,胞脉气血更加壅滞,"不通则痛",故痛经。素体阳虚,或恣食辛辣,感受热邪,七情过极,郁而化热,热扰冲任,迫血妄行,以致经量增多。或感染湿热邪毒,入里化热,毒热与血搏结,瘀阻冲任,结于胞脉,而成癥瘕(图 13-1)。

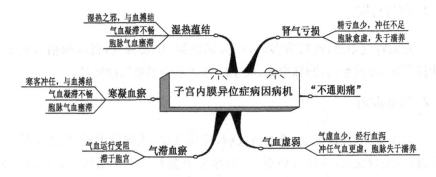

图 13-1　子宫内膜异位症的病因病机

# 中医治病，先要辨证

### 1. 肾气亏损型

经期或经后,小腹隐隐作痛,喜按,月经量少,色淡质稀,头晕耳鸣,腰膝酸软,小便清长,面色晦黯,舌淡,苔薄,脉沉细。治以补肾填精,养血止痛。方以调肝汤加减。

### 2. 气血亏虚型

经期小腹隐隐作痛,绵绵不休,痛而兼坠,喜按,按之痛减,伴全身乏力,心跳气短,少气懒言,面色苍白,食欲不振。治以补气养血,和中止痛。方以黄芪建中汤加减。

### 3. 气滞血瘀型

经前或经期,腹痛,疼甚于胀,小腹胀痛,拒按,血量少,经血不畅,血多痛轻,有血块,舌质黑暗。治以行气活血,祛瘀止痛。方以膈下逐瘀汤加减。

### 4. 寒凝血瘀型

经前或经期,小腹冷痛,绞痛,喜温不喜按,得热疼减,经期便溏,形寒肢冷,痛甚呕恶,重者面色苍白汗出四肢厥逆,常有明显冷饮及受寒史,舌质暗。治以温经散寒,祛瘀止痛。方以温经汤加减。

### 5. 湿热蕴结型

经前或经期,小腹灼痛拒按,痛连腰骶,或平时小腹痛,至经前疼痛加剧,经量多或经期长,经色紫红,质稠或有血块,平素带下量多,黄稠臭秽。或伴低热,小便黄赤,舌红,苔黄腻,脉滑数或濡数。治以清热除湿,化瘀止痛。方以清热调经汤加减(图13-2)。

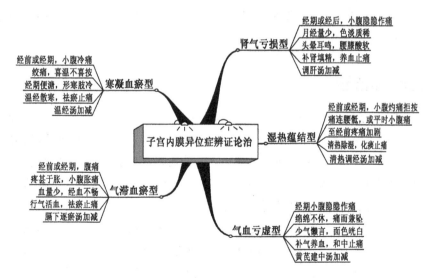

图 13-2  子宫内膜异位症的辨证论治

# 子宫内膜异位症的大医之法

## 大医之法一：补肾健脾活血方

**搜索**

### 吴瑕验方

药物组成：菟丝子20g，杜仲15g，黄芪40g，丹参20g，肉桂6g，赤芍12g，五灵脂15g，桃仁9g，香附12g，鸡内金6g，茯苓12g，牡丹皮12g，甘草6g。

功效：温肾通阳，活血散结，化瘀止痛。

主治：肾气亏损、气滞血瘀型子宫内膜异位症。

> ［吴瑕，等．补肾活血汤治疗子宫内膜异位症30例．中医研究，2008，21(10)：20～22］

## 大医有话说

吴瑕认为，子宫内膜异位症的成因多为素体肾气不足；或房劳多产损伤肾气，肾虚冲任不畅，气虚血行瘀滞，瘀血内停，经行不畅，阻于胞宫；同时本病病程长，缠绵难愈，易损伤肾气，血瘀化精乏源，又可加重肾虚，肾虚与血瘀相兼并存且互为因果，导致本病的发生。其病机为肾虚血瘀，病性为本虚标实，虚实夹杂，故吴瑕以补肾益气、活血化瘀为治疗大法。方中以菟丝子平补肾阴肾阳；黄芪益气扶正；丹参活血消癥，扶正祛邪并重，共为君药。肉桂、杜仲温补肾气，助菟丝子、黄芪补肾益气扶正；桃仁、赤芍、五灵脂活血化瘀，助丹参活血消癥，五药共为臣药。香附理气解郁；鸡内金软坚散结；茯苓健脾利水，导滞化积，助君臣药益气化瘀；牡丹皮凉血清热，制诸药温燥之性，四药共为佐药。甘草为使，调和诸药。诸药合用以温肾通阳，辅助正气，活血散结，化瘀止痛，君臣合用扶正而不留邪，化瘀而不伤正，从整体上调整脏腑气血阴阳平衡。

## 大医之法二：活血化瘀散结方

**搜索**

**(1)张琪验方**

药物组成：桃仁、莪术、三棱、五灵脂、蒲黄、当归、川芎各10g，丹参、赤芍各15g，红花8g。

功效：活血化瘀，消癥散结。

主治：气滞血瘀型子宫内膜异位症。

[张琪.活血化瘀方治疗子宫内膜异位症保守性手术后32例.陕西中医,2010,31(7):789～790]

**(2)张晓峰验方**

药物组成：红藤、白花蛇舌草、薏苡仁、生黄芪各30g，瓦楞子、荔枝核（打碎）各15g，山慈姑（打碎）10g，藿香（后下）9g，蜈蚣2条（去头足），血竭、䗪虫、制乳香、制没药、炙甘草各6g。

加减：若服药后胃脘不舒或纳减者，酌加清半夏12g，砂仁6g（后下）；大便稀溏者，酌加炒白术、云茯苓各15g。

功效：祛瘀通络，解毒化浊，消癥止痛。

主治：气滞血瘀型子宫内膜异位症。

[张晓峰,等.祛瘀解毒消癥汤治疗子宫内膜异位症45例.陕西中医,2009,30(3):26～27]

## 大医有话说

中医认为子宫内膜异位症属癥瘕、痛经的范畴，虽证型复杂，但气滞血瘀为其主要病因、病机，而癥瘕积聚是病理变化的重要环节，即其病理产物为离经之血，瘀久不化，宿瘀内结，停滞胞宫，冲任受损，日久便成癥瘕。活血化瘀、消癥散结为其治疗大法，故张琪从中医"血瘀"理论出发，坚持以活血化瘀为主，运用桃仁、红花活血祛瘀，当归、川芎活血止痛，三棱、莪术破血行气，松解粘连，促进包块及结节的吸收，从而有效地改善患者临床症状和体征，且不影响月经周期，也无明显毒副反应。而近年来一些观点认为，子宫内膜异位症的发病机制为瘀血、恶血壅阻于胞宫、胞脉,日久蕴而化毒,转化为瘀毒。故张晓峰主张用祛瘀解毒法治疗本病。其认为本病病位在络,由于"离经之血"蕴积胞络形成瘀血,化为"恶血浊液",影响津液敷布使水湿继生;瘀血、湿浊停蓄日久则郁而化热、蕴而成毒,"瘀、浊、湿、毒互结"从而致发本病。其方中血竭、乳香、没药三药散瘀定痛之力较强,非一般活血祛瘀止痛药物可比;蜈蚣、䗪虫搜剔络中死血、伏毒,并可解毒镇痛;红藤、白花蛇舌草、山慈姑清热解毒、祛湿除恶、消肿散结;薏苡仁、藿香淡渗利湿、芳香化浊,还可健脾和胃;瓦楞子、荔枝核破癥消积、软坚散结、行气止痛;生黄芪补气利水、益气托毒,意在扶正祛邪;甘草既可调和诸药,又能甘缓解毒。诸药相伍,共奏祛瘀通络,解毒化浊,消癥止痛之功。临床亦能收到满意疗效。

### (3)焦敏验方

药物组成:生蒲黄、赤芍、蒲公英、红藤、败酱草各 20g,没药 6g,广地龙 12g。

加减:月经量多加熟军、蚤休、炒五灵脂;大便溏薄生蒲黄改炒蒲黄,加焦山楂、焦神曲、砂仁;面色萎黄,头晕乏力,舌淡加炙黄芪、党参;肛门坠胀加延胡索、徐长卿;腰酸加续断、杜仲;腹胀加制香附、台乌;有癥瘕加石见穿、夏枯草、生牡蛎、三棱、莪术。

功效:活血化瘀,清热通络。

主治:痰热互结,瘀血阻滞型子宫内膜异位症。

[焦敏,等.蒲芍止痛方治疗子宫内膜异位症合并痛经 68 例.陕西中医,2008,29(11):1454]

## 大医有话说

根据笔者观察,心情抑郁、劳伤气血、房事不节或手术创伤等均可导致冲任损伤,胞宫藏泻功能异常,月经期经血虽有所泻,但部分经血不循常道而逆行,以致"离经之血"蓄积体内而成瘀血,瘀血阻滞胞络,新血无以归经,故而疼痛不止。瘀血久羁,必化热生火。故而瘀热互结,冲任失调是子宫内膜异位症合并痛经的病机所在。治疗上采取活血化瘀加用清热通络之品。清代何廉臣曾在《重定广温热论·论妇人温热篇》中云:"……如经水适来,因热邪陷入而搏结不行者,必有瘀血,再察其腰胁及少腹有牵引作痛,拒按者,必以清热消瘀为治。"这为内异症合并痛经的治法提供了重要依据。蒲芍止痛方以生蒲黄、赤芍为君药,活血通经,化瘀止痛,使瘀血得化,新血归经;配蒲公英、红藤、败酱草清热散结,和血止痛,使热去结散,通则不痛;佐没药、地龙,以增强活血止痛,清热通络之力。全方动中有静,散中有柔,攻中有和,故而药到痛止。

**大医之法三:温经散寒活血方**

**搜索**

### 杜玉香验方

药物组成:干姜、五灵脂、当归、延胡索各 15g,赤芍 12g,没药、蒲黄各 10g,桂枝 25g,小茴香 6g。

加减:腹痛重者加三棱、莪术各 9g 以增强化瘀止痛的作用;腰痛加杜仲、巴戟天各 15g,鸡血藤 30g 以壮腰健肾;卵巢囊肿加云苓 15g,丹皮 12g 渗湿消症;不孕者加菟丝子、淫羊藿各 20g 益肾调经。

功效:温经散寒,活血化瘀。

主治:寒凝血瘀型子宫内膜异位症。

[杜玉香. 少腹逐瘀汤治疗子宫内膜异位症 54 例. 实用中医药杂志,2005,21(5):272～273]

**大医有话说**

　　杜玉香认为,本病的病机与肾虚肝郁有关,肾阳不足,不能温煦胞宫,胞脉瘀滞不通。肝郁气滞,影响血液运行,瘀血形成。故其以温经散寒、活血化瘀为大法。上方由少腹逐瘀汤化裁而来,少腹逐瘀汤由清代名医王清任首创,见载于《医林改错》。原方治"小腹积块疼痛"或"经血见时,先腰酸少腹胀,或经血一月见三五次,接连不断,断而又来,其色或紫,或黑,或块,或崩漏,兼少腹疼痛,或粉红兼白带,皆能治之"。杜玉香的加减方以小茴香、干姜、桂枝温经散寒、理气止痛,当归、赤芍、五灵脂、蒲黄、没药、延胡索活血化瘀,杜仲、巴戟天、菟丝子、淫羊藿温补肾阳,调补冲任。较原方添滋肾益气温阳之品,全方具有活血化瘀、软坚散结、温经通络、行气止痛的作用。使肾阳充足,胞宫得温,则胞脉瘀滞自通,故治疗子宫内膜异位症效果满意。

## 大医之法四：清热解毒活血方

**搜索**

### 潘爱珍验方

药物组成：蒲公英 30g，连翘 20g，三棱 12g，莪术 12g，乳香 10g，没药 10g，当归 12g，炒山甲 6g，皂角刺 10g，首乌 20g，赤芍 12g，香附 12g。

功效：清热解毒，活血祛瘀。

主治：热毒瘀血蕴结型子宫内膜异位症。

［潘爱珍，等．蒲归汤治疗瘀热型子宫内膜异位症 60 例临床分析．中药材，2007，30(5)：625～627］

## 大医有话说

潘爱珍认为，本型内异症的临床表现以实证为主，应以"瘀热"立论。故根据"坚者削之，结者散之"，"血实者宜决之"，"热者清之"的原则，立"清热消瘤，活血化瘀"为治疗法则拟方。方中蒲公英、连翘为君，清热解毒，消肿散结。蒲公英味苦甘性寒，专于清热解毒，连翘味苦性微寒，连翘清降之中兼升浮宣散，故能表里及气血俱清。三棱、莪术、乳香、没药合用为臣，共主活血化瘀，消瘤止痛，辅助君药发挥作用。当归、赤芍、首乌、香附合用为佐药。赤芍、当归同用，以活血化瘀补血，通畅血脉。香附归肝三焦经，为理气之良药，舒肝解郁，除三焦之气滞，气行则血行。诸药合用，共奏清热消瘤散结，活血化瘀止痛的功效，且消中有补，行中有止，标本兼施。使内异症瘀、热病因消除，症状改善，病情缓解，病灶缩小。

## 大医之法五：补气血温经散瘀方

**搜索**

### 梁秋霞验方

药物组成：黄芪 21g，桂枝 6g，白芍 20g，甘草 10g，三七粉 3g(冲)，高良姜 9g，鳖甲珠 9g，桑寄生 9g，五灵脂 10g，蒲黄 9g，干姜 10g，丹参 15g，菟丝子 15g。

功效：补益气血，温经散瘀。

主治：虚寒血瘀型子宫内膜异位症。

> ［梁秋霞，等．黄芪桂枝五物汤加味治疗子宫内膜异位症 34 例．中国民间疗法，2002，10(11)：54～55］

## 大医有话说

本型内异症以虚寒血瘀为主。血瘀为标，虚寒为本，互为因果，阳虚寒盛，胞宫失煦，血为寒凝，阻滞脉络不通而发病。故治疗应以补气温经，散瘀活血为主。梁秋霞以黄芪桂枝五物汤加味补气温经，活血化瘀而治疗虚寒血瘀的内异症，方中黄芪、桂枝、白芍、良姜、干姜益气温经，散寒；灵脂、蒲黄、丹参、三七活血化瘀；加甲珠以增通经散瘀之功；桑寄生、菟丝子温阳补肾。全方共奏益气温经，散瘀补肝肾之功，促进瘀血吸收，标本兼治，祛瘀不伤正。同时其认为本方在治疗内异症对消除和减轻痛经与丹那唑功效相近，但对痛经复发率明显低于对照组，值得临床推广应用。

### 大医之经六：疏肝理气活血方

**潘秀芬验方**

药物组成：丹参 12g，元胡 10g，白芍 15g，川断 18g，木香 12g，杜仲 20g，川芎 12g，香附 12g，当归 15g，青皮 20g，桃仁 20g，红花 10g，甘草 12g，黄芪 20g。

加减：血寒加吴茱萸、白胡椒、附子各 5g；血热加黄芩、黄连、栀子各 10g；气滞加厚朴、枳壳、沉香各 10g；血虚加黄芪、太子参各 15g。

功效：疏肝理气，活血止痛。

主治：肝气郁结瘀血阻滞型子宫内膜异位症。

> ［潘秀芬．疏肝理气化瘀法治疗子宫内膜异位症 27 例临床观察．中医药临床杂志，2002，5：23～24］

**大医有话说**

潘秀芬认为,子宫内膜异位症最典型表现是痛经,其病机总属气血瘀滞,经行不畅,"不通则痛"或"不荣则痛"。其本质在血,而关键则是气。"气为血之帅,气行则血行"。《血证论·阴阳水火气血论》云:"运血者,即是气。"故气机的舒畅条达对内异症的治疗很关键,痛经的发生,究其原因有气滞血瘀、寒凝胞中、湿热下注、气血虚弱、肝肾阴虚等,但病因虽多,其根本不外乎虚实,虚症者以肝肾阴虚、气血不足为多,实病者以寒凝胞中、气滞血瘀为多,以上原因皆可导致"不通则痛"而发此病。方中青皮、木香疏肝理气;桃仁、红花、丹参、元胡活血止痛;香附行气止痛,为血中气药;黄芪、甘草补气、益气,以补气血之不足;杜仲、川断补益肝肾之亏损。上方共奏疏肝理气,活血止痛之功效。遣方用药切中病机,因而收获良效。

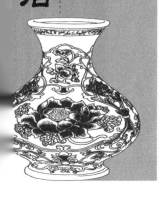

# 第14章 功能失调性子宫出血，看看中医怎么治

　　功能失调性子宫出血(简称功血)，系指由于卵巢功能失调而引起的子宫异常出血。分无排卵型功血和有排卵型功血两种，前者系排卵功能发生障碍，好发于青春期及更年期；后者系黄体功能失调，多见于育龄期妇女。临床治疗多采用止血、调整周期、固本三个步骤。

　　崩漏是指月经非时而下，量多如注，或淋漓不净。其突然大量出血称为"崩中"，日久淋漓不断则称为"漏下"。两者可互相转化，即崩证日久，气血耗伤，渐成漏下；久漏不止，病势日进，可转成崩证，所以临床上常崩漏并称。崩漏是妇科的常见病，尤其是更年期出现本病，应做妇科检查，予以足够的重视。

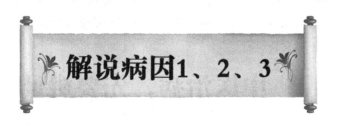

## 解说病因1、2、3

中医认为崩漏发生的主要机制是由于冲任损伤，不能固摄经血所致。崩漏病名首见于《素问·阴阳别论》"阴虚阳搏谓之崩"，张仲景在《金匮要略·妇人杂病脉证并治第二十二》中提出"漏下"、"崩中下血"。导致冲任损伤的原因可归纳为二虚（脾虚、肾虚），二实（血热、血瘀）。脾气虚衰，脾不统血或肾气不足，失其封藏，二者均可致血海不固，经血崩漏而下；瘀血内停，新血不得归经或阳气亢盛，热迫血行亦可致经血崩漏而下。在发病过程中，崩与漏往往互相转化，崩与漏只是轻重缓急的不同，其机制是相同的。正如《济生方》所说："崩漏之疾，本乎一证，轻者谓之漏下，甚者谓之崩中。"由于出血迁延日久，周期往往陷入紊乱，加以反复交替发作，必然耗损气血，最终导致多种疾患（图14-1）。

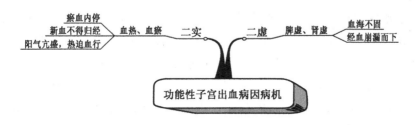

**图14-1 功能性子宫出血的病因病机**

西医认为崩漏即功能失调性子宫出血，临床根据患者有无排卵而分为无排卵型和排卵型两大类型，其发生因卵巢功能紊乱，性激素分泌失常所致。无排卵型患者的卵巢中有多数滤泡持续发育，但始终无排卵，因而能分泌大量雌激素使子宫内膜过度增殖，其分泌量时有波动，当雌激素分泌水平下降时，子宫内膜就发生剥脱出血，当其分泌水平又复升高时，子宫内膜便自行修复而止血，因而反复发生子宫出血。排卵型患者的卵巢虽有排卵，但黄体功能不健全或萎缩不全,前者可产生月经先期,后者因黄体萎缩不全而持续分泌少量孕激素,使子宫内膜发生不规则剥脱,因而经期延长或不规则出血。卵巢功能紊乱的发生,与精神因素、垂体前叶促性腺激素的分泌功能失调、甲状腺功能失常等影响下丘脑—垂体—卵巢轴功能或靶器官的效应有关。

# 中医治病，先要辨证

崩漏的主症是出血,辨证首先当辨出血的属性。根据出血呈现的量、色、质的不同,以辨其寒、热、虚、实。经血崩下非时,量多势急,继而淋漓不止,色淡质清者,多属虚。经血非时暴下,血色鲜红或紫红,血质稠黏多属热。若淋漓漏下,色紫质稠多属虚弱。若色紫黑有块且有臭味多属湿热。经血非时而至,时来时止,或时闭时崩,或久漏不止,多属瘀滞,若血色晦暗,而质清稀,多属寒、属虚;血势骤急,多属气虚,淋漓不断多属瘀滞。久崩久漏多是气血虚弱或兼瘀滞。久崩不止气血耗损可转为漏,久漏不止病势日进可转为崩。

此外,患者的不同年龄阶段亦是崩漏辨证的重要参考。如青春期患者多属先天肾气不足,育龄期患者多见肝郁血热,更年期患者多因肝肾亏损或脾气虚弱。

崩漏的治疗原则为"急则治其标,缓则治其本",灵活采用塞流、澄源、复旧三法。塞流即止血,崩漏大出血时,必塞其流断其血,否则,会达成脱症。但止血方法,又须据其寒、热、虚、实,分别施治,不可专事止涩,同时也应注意崩与漏的不同点,治疗崩宜固摄升提,不宜辛温行血,以免失血过多,治漏宜养血行气,不可偏于固涩,以免血止成瘀。澄源即求因治本,这是治疗崩漏的关键,必须审慎。切忌不问病因,滥投寒凉或温补之剂,而犯虚虚实实之戒,应在辨证论治的基础上取补肾、健脾、清热、化瘀法。复旧即调理善后,视其脾肾受损情况,或先调脾以固后天,取其补后天以养先天,或先补肾以滋先天,取其补先天以助后天,使其本固血充,则经自调。补益一般以理脾益肾为主。以上三治法有不同的意义,但相互之间又联系紧密,故临床应用时不可拘泥。

另外青春期患者,重在补肾气,益冲任;育龄期患者重在疏肝养肝,调冲任;更年期患者重在滋肾调肝,扶脾固冲任。

## 1. 肾虚型

肾阴虚型：经乱无期，出血淋漓不尽或量多，色鲜红，质稍稠，头晕耳鸣，腰膝酸软，或手足心热，或有心烦。舌偏红，苔少，脉细数。肾阳虚型：经来无期，出血量多，或淋漓不尽，色淡质清，畏寒肢冷，面色晦暗，腰腿酸软，小便清长。舌淡苔薄白，脉沉细。治以肾阴虚：滋阴益肾，固冲止血。肾阳虚：温肾助阳，止血调经。方以肾阴虚：左归丸；肾阳虚：右归丸。

## 2. 脾虚型

经血非时而下，崩中继而淋漓，血色淡而质薄，气短神疲，面色㿠白，或面浮肢肿，手足不温，或不思饮食，舌淡白，苔薄白，脉沉细。治以健脾益气，固冲止血。方以固冲汤加减。

## 3. 血热型

经血非时而下，量多如崩，或淋漓不净，色深红或紫红，质黏稠，口渴烦热，或有发热，小便黄或大便干结。舌红，苔黄，脉洪数或滑数。治以清热凉血，止血调经。方以清热固经汤加减。

## 4. 血瘀型

经血非时而下，时来时止，或淋漓不净，或停闭日久，又突然崩中下血，继而淋漓不断，色紫黯有块，小腹坠胀。舌质紫黯或有瘀斑，苔薄白，脉细涩。治以活血化瘀，止血调经。方以逐瘀止崩汤加减(图 14-2)。

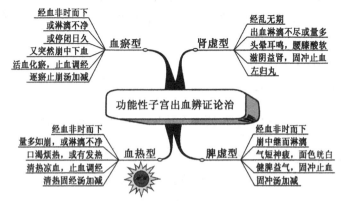

**图 14-2 功能性子宫出血的辨证论治**

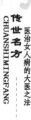
# 功能失调性子宫出血的大医之法

大医之法一：补益脾肾，止血安冲方

搜索

**(1)韩百灵验方**

药物组成：熟地 20g，山药 15g，白术 15g，巴戟天 15g，菟丝子 15g，川断 15g，寄生 15g，黄芪 40g，海蛸 25g，炒地榆 50g。

加减：脾虚甚者，重用白术，酌加参、苓；肾虚甚者，加鹿胶、艾炭各 15 克；血多者，倍炒地榆。

功效：补益肝肾，止血安冲。

主治：崩漏肝肾不足。

> ［史宇广，等．当代名医临证精华·崩漏专辑．北京：中医古籍出版社，1988］

**(2)祝谌予验方**

药物组成：五味子 10g，菟丝子 30g，枸杞子 10g，覆盆子 10g，车前子 10g（包），女贞子 10g，川断 10g，桑寄生 15g，北沙参 12g，生地 12g，白芍 10g，生蒲黄 10g（包），五灵脂 10g。

功效：补益肝肾，止血安冲。

主治：崩漏肝肾不足。

> ［董振华，等．祝谌予临证验案精选．北京：学苑出版社，1996］

**(3)罗元恺验方**

药物组成：黄芪 30g，党参 30g，制首乌 30g，炙甘草 12g，菟丝子 18g，续断 18g，白术 24g，淫羊藿 12g，艾叶 9g。

功效：健脾补肾，固气涩血。

主治:崩漏脾肾不足。

> [广州中医学院妇产科教研室．罗元恺医著选．广州:广东科学技术出版社,1980]

### (4)班秀文验方

药物组成:菟丝子 15g,茺蔚子 9g,怀山药 15g,党参 15g,白术 9g,北芪 15g,鹿角霜 20g,川杞子 9g,山楂 5g,鸡内金 5g,红枣 5g,茜根 5g。

功效:益气养阴,平补阴阳。

主治:崩漏气阴亏虚。

> [班秀文．班秀文妇科医论医案选．北京:人民卫生出版社,1987]

### (5)孙浩铭验方

药物组成:炙黄芪 15g,潞党参 30g,漂白术 12g,淡附子 6g,生熟地 30g(各半),牡蛎 30g(先煎),白茨实 24g,金樱子 30g,贯众炭 9g,旧艾叶 2.5g,贡阿胶 15g(另炖冲),仙鹤草 30g,龙眼膏 30g(匀冲)。

功效:补肝肾,固冲任。

主治:崩漏肝肾不足,冲任不固。

> [福州市人民医院．孙浩铭妇科临床经验．福州:福建人民出版社,1978]

### (6)钱伯煊验方

药物组成:炙黄芪 15g,人参 6g,白术 9g,炙甘草 6g,升麻 3g,生地 12g,白芍 9g,阿胶 12g,赤石脂 15g,禹余粮 15g,生牡蛎 15g,河车粉 3g(冲服)。

功效:补气养阴,固摄冲任。

主治:崩漏气阴两虚,冲任不固。

> [中医研究院西苑医院．钱伯煊妇科医案．北京:人民卫生出版社,1980]

## 大医有话说

本病病机为脾肾不足,血虚肝旺,冲任不固。《妇人大全良方》云:"妇人崩中漏下者,由劳伤血气,冲任之脉虚损故也。"祝谌予认为,崩漏之因有热、瘀、虚三端,尤以虚为多见,治疗强调固摄冲任,补益气血。脾肾不足,血虚肝旺。盖脾失健运,统血无权,血随气陷则月经量多,乏力头晕;肾精匮乏,封藏失职则漏下不止,腰痛如折;血虚肝旺,血海不充则经期紊乱,时多时少。治疗时先以五子衍宗丸合四物汤滋阴柔肝,固冲止血,次用补中升清方益气健脾,补中升阳;终用补中益气汤合五子衍宗丸培补脾肾,以澄其源。每配以生蒲黄、五灵脂、茜草炭、荆芥炭等止血化瘀之药,以免涩后留瘀,深合古人治疗崩漏之"塞流"、"澄源"、"复旧"三法。脾主升而统血,肾主封藏而为先天。脾肾不足,则冲任脉虚,阴血不能内守,故经漏不止。治之当以温养脾肾,益气止漏为着眼。在温肾健脾之中,酌用化瘀敛血之品,治本不忘标,标本兼顾,补养之中,既有化瘀,又有敛血,病遂痊愈。脾为统血之脏,肾为冲任之本,脾气虚则统摄无力,血不循经。冲任失守,继必伤及肾气。故补脾则气升而血归经,补肾则冲任固而下血止。孙浩铭方取归脾之意,而稍更其制,使与病情较为吻合,原方大枣、远志、茯苓养心神尚非所急,木香、当归温通行气不无温窜之嫌,暂不取用,加牡蛎、附、地之补肾固摄可增强二仙丹之力,胶、艾温经止血,仙鹤草、贯众炭为塞流止血之品,联合运用,收效较捷。

### 大医之法二:益气补血,止血固冲方

### (1)罗元恺验方

药物组成:岗稔根 30～50g,地稔根 30g,续断 15g,制首乌 30g,党参 20～30g,白术 15～20g,熟地 15～20g,棕榈炭 10～15g,炙甘草 9～15g,桑寄生 15～30g,赤石脂 20g。

加减:血块多者加益母草 15～30g;血色鲜红者加旱莲草 20～25g,紫珠草 30g;血色淡红者加艾叶 15g,或以姜炭易棕榈炭;血量特多者加五倍子 10g,阿胶 12g,并给高丽参咬嚼吞服或炖服。

功效:补气摄血,补血止血。

主治:崩漏气不摄血。

［丛春雨．近现代二十五位中医名家妇科经验．北京：中国中医药出版社，1998］

**(2)蒲辅周验方**

药物组成：当归二钱，川芎一钱，白芍二钱，熟地黄四钱，红参三钱(另煎)，炙黄芪八钱，清阿胶二钱(烊化)，炒续断二钱，地榆炭二钱，莲房炭四钱(存性)。

功效：补中益气，安固冲任。

主治：崩漏中气不摄，冲任不固。

［中医研究院．蒲辅周医案．北京：人民卫生出版社，1972］

**(3)韩百灵验方**

药物组成：人参15g，黄芪15g，熟地20g，白芍25g，当归15g，茯苓15g，五味子15g，远志15g，甘草10g。

功效：气血双补。

主治：崩漏气血两虚证。

［史宇广，等．当代名医临证精华·崩漏专辑．北京：中医古籍出版社，1988］

**(4)祝谌予验方**

药物组成：党参10g，生黄芪30g，当归5g，川芎5g，生熟地各10g，白芍20g，荆芥炭10g，艾叶炭10g，川断15g，桑寄生20g，菟丝子10g，丹皮10g，茜草根10g，乌贼骨10g(先下)。

功效：补气摄血。

主治：崩漏气虚不摄。

［董振华，等．祝谌予临证验案精选．北京：学苑出版社，1996］

**(5)蔡柏春验方**

药物组成：潞党参12g，炙黄芪12g，当归炭9g，生地炭12g，炒白芍9g，炮姜炭3g，陈棕炭9g(包煎)，花蕊石12g，仙鹤草12g，蒲黄炭12g(包煎)，地榆炭9g，熟军炭9g，三七末3g(吞服)。

功效：益气补血，化瘀止崩。

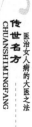

主治:崩漏气血不足兼有血瘀。

[蔡庄,等.蔡氏女科经验选集.上海:上海中医药大学出版社,1997]

### (6)王渭川验方

药物组成:潞党参 30g,鸡血藤 18g,焦白术 10g,槟榔 10g,生黄芪 60g,鸡内金 10g,夏枯草 30g,山楂 10g,仙鹤草 60g,桑寄生 10g,蜈蚣 2 条,乌梢蛇 10g,鹿角胶 15g,蒲黄炭 10g,糯米草 60g,炒北五味 12g。

功效:气血双补。

主治:崩漏气血不足。

[王渭川.王渭川妇科治疗经验.成都:四川人民出版社,1981]

### (7)孙浩铭验方

药物组成:熟地黄 15g,漂白术 6g,炙黄芪 15g,潞党参 18g,秦当归 6g(后入),黑姜炭 4.5g,贡阿胶 12g(另炖冲),炒艾叶 6g,杭白芍 6g,荆芥炭 4.5g,贯众炭 9g,生甘草 2.5g。

功效:调补冲任,益气摄血。

主治:崩漏冲任损伤,气虚不能摄血。

[福州市人民医院.孙浩铭妇科临床经验.福州:福建人民出版社,1978]

### (8)裘笑梅验方

药物组成:炒潞参 15g,黄芪 20g,阿胶 15g(另烊,冲服),艾叶炭 1.5g,仙鹤草 30g,陈棕炭 10g,地榆炭 10g,黄芩炭 6g,香附炭 9g,煅牡蛎 30g,煅龙骨 15g。

功效:调补冲任,益气摄血。

主治:崩漏冲任损伤,气虚不能摄血。

[裘笑梅.裘氏妇科临证医案精萃.杭州:浙江科学技术出版社,1992]

### (9)刘奉五验方

药物组成:黄芪八钱,党参四钱,焦白术四钱,炙甘草三钱,远志三钱,桂圆肉三钱,炒枣仁三钱,川断四钱,熟地四钱,煅牡蛎一两,乌贼骨四钱,阿胶块五钱,棕榈炭四钱,侧柏炭三钱,地榆炭三钱,三七粉五分(分冲)。

功效:益气摄血,调补冲任。

主治:崩漏冲任损伤,气虚不能摄血。

[北京中医医院,北京市中医学校.刘奉五妇科经验.北京:人民卫生出版社,1982]

## 大医有话说

经行量多如崩,《巢氏病源》主"劳伤冲任",王肯堂也认为冲任内伤,血海不固,由斯为崩为漏。益气调冲法即宗此说。临床大凡崩漏患者,出血量多而时久,气血衰象明显,故着眼以补气益血为治则,取李东垣《脾胃论》代表方补中益气汤,重用参、芪、炙草直补气血;升麻助诸药提升阳气,远志引血归经;加用补脾固涩之品,使已损之气血得以骤复。

本法应用每多治验,但停药易复。故效后还应继续巩固治疗,顾求根本,以堵后患。

罗老方中岗稔、地稔均为华南地区常用的草药,性味均属甘、涩、平,具有补血摄血的作用。首乌养肝肾而益精血,药性温敛,滋而不腻,补而不燥,是妇科出血补血的理想药物。桑寄生补肝肾而益血,续断补肝肾而止崩,兼有壮筋骨的功效,故能兼治腰膝酸痛。熟地补血滋肾,党参、白术、炙甘草均能补气健脾,取其补气以摄血,甘草含甘草次酸,具有肾上腺皮质激素样作用,对月经病、阿狄森病、尿崩症等均有疗效,惟用量要稍重,但大量、长期服用,可引起血钠潴溜,血钾降低,以致下肢浮肿、血压升高等副作用,与应用去氢皮质酮时相似。棕榈炭、赤石脂均能敛涩止血,以收塞流之效。二稔汤:本方有补气摄血的作用,适用于出血较多时期。王氏认为,崩与漏是相联系的,有先崩转漏,也有由漏转崩。崩症多由肝不藏血,脾不统血。这样造成冲任虚损,不能摄血,或因元气大虚,不能收敛,或因瘀血内阻,血不归经,而妄下等。对于脾虚崩下,因为脾统血,脾虚则统摄无权,冲任不固,出血量多,后期则淋漓不净,由于脾虚使生化之源不足,故色既淡而质又薄,若值气虚与脾阳不运则会出现浮肿,心悸,脉细而弱,俱属心脾俱衰之征。治疗时,从整体立法,应多加兼顾,收效较速。袁老认为,参芪胶艾汤,旨在两补气血,以防下陷,以塞其流,待症势转安,继用归脾汤,调和心脾,使气壮则能摄血,血和自得归经。接服丸剂,以资巩固。辨证中肯,论治切因,深为得法。

大医之法三:滋阴凉血,固摄安冲方

**搜索**

### (1)蔡小荪验方一

药物组成:生地 12g,炙龟甲 9g,煅牡蛎 30g,丹皮炭 9g,旱莲草 20g,白芍 12g,党参 12g,黑芥穗 9g,生蒲黄 15g(包)。

功效:益肾滋阴,凉血清热。

主治:崩漏阴虚内热。

> [乐秀珍.妇科名医证治精华.上海:上海中医药大学出版社,1995]

### (2)蔡小荪验方二

药物组成:元参 10g,大生地 10g,麦冬 10g,地骨皮 10g,白芍 10g,女贞子 10g,旱莲草 20g,仙鹤草 20g,陈阿胶 10g。

加减:气虚明显者增党参、黄芪;腰酸者加杜仲、川断,狗脊择用;眩晕者加枸杞子;口干唇燥者加川石斛;大便干结者加麻仁、全瓜蒌。

功效:滋阴清热,养血止漏。

主治:崩漏肾阴不足。

> [张文康,黄素英,等.中国百年百名中医临床家丛书——蔡小荪.北京:中国中医药出版社,2002]

### (3)韩百灵验方

药物组成:熟地 15g,山药 15g,川断 15g,桑寄生 15g,海螵蛸 20g,龟甲 20g,牡蛎 20g,白芍 20g,炒地榆 50g。

加减:如血多者,倍炒地榆,加棕炭、蒲黄炭各 20g;虚热甚者,加盐柏 10g,地骨皮 10g,知母 15g;气陷者,加升麻 10g。

功效:补益肝肾。

主治:崩漏肝肾阴虚证。

> [史宇广,等.当代名医临证精华·崩漏专辑.北京:中医古籍出版社,1988]

**(4)裘笑梅验方**

药物组成:大生地 30g,煅龙骨 15g,煅牡蛎 30g,墨旱莲 12g,冬桑叶 30g,蒲黄炭 9g。

加减:若食欲不振,加谷芽、鸡内金;阴虚盗汗,加地骨皮、浮小麦;腰脊痛楚,加桑寄生、杜仲。

功效:滋阴清热,固涩止血。

主治:崩漏阴虚有热。

[裘笑梅.裘笑梅妇科临床经验选.杭州:浙江科学技术出版社, 1984]

**(5)朱小南验方**

药物组成:潞党参 9g,归身 6g,生地 9g,白芍 9g,山萸肉 9g,女贞子 9g,焦白术 6g,青蒿 6g,盐水炒黄柏 9g,蒲黄炭 9g,熟军炭 3g,陈皮 6g。

功效:益气养血,祛瘀清热。

主治:崩漏气虚不足,兼有血瘀。

[朱南孙,等.朱小南妇科经验选.北京:人民卫生出版社,1981]

**(6)班秀文验方**

药物组成:首乌 18g,旱莲草 15g,熟地 12g,覆盆子 9g,菟丝子 9g,五味子 5g,川杞子 9g,女贞子 9g,淮山药 15g,云苓 12g,坤草 9g,香附 5g,柴胡 2g,甘草 5g。

功效:滋补肾阴,调补冲任。

主治:崩漏肾阴虚,冲任不固。

[班秀文.班秀文妇科医论医案选.北京:人民卫生出版社,1987]

**(7)祝谌予验方**

药物组成:生地 10g,白芍 10g,女贞子 10g,旱莲草 10g,茜草根 10g,大小蓟各 10g,槐花 10g,生蒲黄 10g(包),艾叶炭 10g,川断 15g,桑寄生 20g,菟丝子 10g,阿胶 10g(烊化)。

功效:滋阴养血,补其冲任。

主治:崩漏肾阴不足,热扰冲任。

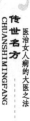
［董振华,等．祝谌予临证验案精选．北京:学苑出版社,1996］

**(8)罗元恺验方**

药物组成:熟地 26g,续断 15g,菟丝子 15g,制首乌 20g,党参 15g,茯苓 20g,白术 15g,炙甘草 9g,桑寄生 20g。

功效:滋养肝肾,养血涩血。

主治:崩漏肝肾不足。

［广州中医学院妇产科教研室．罗元恺医著选．广州:广东科学技术出版社,1980］

**(9)哈荔田验方**

药物组成:女贞子、旱莲草各 9g,当归身 12g,川续断 9g,桑寄生 9g,东白薇 12g,炒丹皮、炒黄芩各 9g,炒地榆 15g,川茜草、赤芍药各 9g,刘寄奴 15g,香附米 9g,凌霄花 4.5g。

功效:滋阴止血。

主治:崩漏阴虚。

［丛春雨．近现代二十五位中医名家妇科经验．北京:中国中医药出版社,1998］

**(10)柴松岩验方一**

药物组成:南沙参 20g,生白芍 10g,阿胶珠 12g,生牡蛎 20g,莲子心 3g,枸杞子 10g,旱莲草 10g,仙鹤草 12g,柴胡 6g。

加减:便秘者加全瓜蒌 20g,汗多者加浮小麦 30g。

功效:滋阴清热,止血固冲。

主治:崩漏阴虚。

**(11)柴松岩验方二**

药物组成:南沙参 15g,百合 12g,桔梗 10g,地骨皮 10g,莲须 10g,白芍 10g,菟丝子 12g,覆盆子 10g,柴胡 3g,女贞子 12g。

加减:月经周期少于 25 天,加生牡蛎 20g;月经周期长于 35 天,经前加坤草 10g。

用法:均在经后服 10～15 剂。

功效:固冲补肾。

主治:崩漏肾虚。

[吴育宁,等.柴松岩治崩漏经验.北京中医杂志,1992,1:9～10]

### (12)刘奉五验方

药物组成:青蒿三钱,地骨皮三钱,黄芩三钱,丹皮三钱,白芍三钱,旱莲草三钱,椿根白皮三钱,煅牡蛎八钱,阿胶块五钱,侧柏炭三钱。

功效:滋补肝肾,补血固经。

主治:崩漏肝肾不足。

[北京中医医院,北京市中医学校.刘奉五妇科经验.北京:人民卫生出版社,1982]

## 大医有话说

本病的发生,多因青春期女子先天尚未充实,肾气未充,肝失濡养,或早婚贪房而耗损阴精,或中年时期因经、孕、产、乳而过伤阴血,致肾失收藏,肝失条达。张寿颐说:"不知血之所以妄行,大多是龙雷相火,疏泄无度,惟介类有情之品,能吸纳肝肾泛滥之虚阳,安其窟宅,正本清源,不治血而血自止。"因此阴虚相火妄动,灼伤胞脉,迫血妄行而致崩漏者,非育阴不能澄源,非潜阳不能塞流,标本同治,阴阳平调,才能收源清流畅之效。本病病机为迫血妄行,治宜育阴清热,凉血固冲。青春期卵巢功能初建,出现月经周期紊乱,月经量多或经期延长者,西医认为无排卵型居多,中医归属于崩漏范畴。

罗老认为肾虚是致病之本。若肾阴不足,则水不涵木,以致肝阴不足,肝阳偏亢,因而导致肝不藏血;肾阴不足,则水不济火,心火亢盛以致血热妄行。在肾阴不足而波及肝、心两经的类型中,都可因冲任不固而致崩漏。但阴虚可以及阳,或者由于体质或久病亦可导致肾阳虚。肾火不足则不能温煦脾阳,致使脾虚不能统血而成崩漏。罗元恺教授临床体会到功能失调性子宫出血主要为肾虚,其中以肾阴不足为多见。本病临床上虽会出现某些热象,但往往只是一种虚热。

哈氏认为总以止血为急务,其属于虚热者,则当以清滋止血为主,药如丹皮、生地、地榆、侧柏、旱莲草等,并酌加炭类药。如《证治准绳》所云:"凡治崩中,多用烧灰黑药。黑色如通于肾,血见黑即止者,由肾水制心火故也。"

血止之后,即予滋肝肾,清虚热,少佐通络活血之味,如茜草、五灵脂之类,其目的在于无留瘀之弊。待虚热得戢,阴血得滋,再予归脾之类补益心脾,滋其化源。此乃哈氏宗万氏《妇人秘科》之"止血、清热、补虚"三法,补充和完善了中医治崩漏"塞流、澄源、复旧"之三大法门。运用其治疗虚热证型之崩漏,更切合临床实际。

### 大医之法四:活血化瘀,通畅冲任方

**(1)朱小南验方**

药物组成:党参 9g,白术 6g,新会皮 6g,白芍 6g,地榆炭 12g,熟地 9g,巴戟肉 9g,仙鹤草 12g,仙桃草 12g,蒲黄炭 12g,十灰丸 9g(包)。

功效:补气行气,活血化瘀。

主治:崩漏气滞血瘀。

[朱南孙,等.朱小南妇科经验选.北京:人民卫生出版社,1981]

**(2)刘云鹏验方**

药物组成:蒲黄炭 9g,赤芍 9g,泽兰 9g,川芎 9g,桃仁 9g,红花 9g,莪术 9g,卷柏 9g,续断 9g,炙甘草 6g。

加减:腹痛甚,加五灵脂 9g,或三七末(冲服)3g,以活血祛瘀,止血止痛;腹胀或兼有气滞,可加香附 12g,枳壳 9g,以理气行滞;兼有热象,可选加黄芩 9g,炒栀子 9g,丹皮 9g,以清热凉血;兼有寒象者,可加姜炭 6g,艾叶炭 9g,以温经散寒,通络止血;补血止血加阿胶(兑)12g,棕榈炭 9g 等;气虚者,加黄芪 18g,党参 12g,以益气摄血。

功效:活血祛瘀、通因通用。

主治:崩漏瘀血阻滞脉络,血不循经。

[刘云鹏.妇科治验.武汉:湖北人民出版社,1982]

**(3)柴松岩验方**

药物组成:柴胡 3g,坤草 10g,香附 10g,仙鹤草 12g,茜草炭 10g,阿胶珠 12g。

加减:产后身痛出血,加太子参 20g,当归 10g;血少黑淋漓者,加川

芎 5g。

功效:化瘀行滞。

主治:崩漏胞宫瘀阻。

[吴育宁,等.柴松岩治崩漏经验.北京中医杂志,1992,1:9~10]

### (4)王子瑜验方

药物组成:炒当归10g,川芎10g,生炒蒲黄各10g,五灵脂10g,炒丹参15g,乌贼骨15g,花蕊石15g,制军炭10g,益母草15g,三七粉1.5g(吞)。

加减:若偏热者加茜草炭、藕节炭,偏寒者加炮姜炭、艾叶炭。

功效:活血祛瘀止血。

主治:崩漏瘀阻胞宫。

[史宇广,等.当代名医临证精华·崩漏专辑.北京:中医古籍出版社,1988]

### (5)蔡小荪验方

药物组成:当归10g,生地10g,丹参10g,白芍10g,香附10g,生蒲黄(包煎)30g,花蕊石20g,熟军炭10g,三七末(吞)2g,震灵丹(包煎)12g。

加减:如出血过多而兼气虚者,可酌加党参、黄芪;腹痛甚者,加醋炒延胡索;大便溏薄者,去熟军炭加炮姜炭;胸闷不畅者加广郁金。

功效:养血调经,祛瘀生新。

主治:崩漏血瘀阻滞。

[张文康,黄素英,等.中国百年百名中医临床家丛书——蔡小荪.北京:中国中医药出版社,2002]

## 大医有话说

朱氏认为,治疗血瘀经崩以祛瘀为主,但血如山崩,非止其血,不能挽其脱。治从急则治标,以峻补气血,挽阳固脱为先。在血脱气陷的紧急情况下,古人有独参汤之说,但参价昂贵,而且倘若用量太轻,或质地较差,则功效力逊,因此朱氏用党参、仙鹤草、地榆炭、蒲黄炭煎浓汤灌服。如血势过猛者,另用参三七适量,研粉末先服,能挽阳止脱,崩血稍缓,必须治本,也就是所谓"澄源",因有血瘀,所以用养血祛瘀法,瘀去而血停。崩血虽停,由于已有大量出血,身体必然虚弱,非调养不能复其源,后用健脾补气血法,恢复其健康,也就是最后"复旧"一法。蔡氏认为蒲黄专入血分,以清香之气,兼行气血,故能导瘀结而专治气血凝滞之痛,且善化瘀止血,对本症经量多而兼痛经者尤为适宜。方中还常佐山羊血、三七、茜草等,以加强化瘀止血之功。经净之后,遂取复旧之法,重用益气生血之品调理,以固其本。一般情况下,血崩与经漏可以同治。但对经漏,有时需要考虑瘀血问题。因瘀阻则冲任血脉凝滞,血不归经。

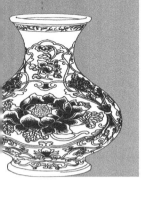

更年期综合征，中医上称绝经前后诸证，是指妇女在绝经前后的一段时期内，出现月经紊乱或绝经的同时伴有烘热汗出，烦躁易怒或忧郁，潮热面红，眩晕耳鸣，心悸失眠，浮肿便溏，皮肤蚁走样感，甚则情志异常等症状，亦称"经断前后诸证"。

更年期是女性由育龄期到老年期的过渡时期，约有85%的女性在出现以上症状后绝大多数可通过神经系统和内分泌系统的调节机制而适应，顺利度过更年期；仅有15%的妇女因健康、心理、家庭社会环境等因素干扰而出现更年期综合征症状，影响工作和生活，需要治疗。

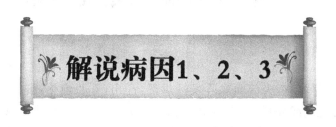

解说病因1、2、3

中医认为女子进入绝经期前后，由于肾气渐衰，天癸竭绝，精血不足，冲任亏虚，从而月经紊乱渐至停止，生殖功能亦减退至消失。"女子……七七任脉虚，太冲脉衰少，天癸竭，地道不通，故形坏而无子也。"(《素问·上古天真论》)此时肾之阴阳因渐衰而易于失调，脏腑功能因不足而易于紊乱，如果宿有痼疾，或七情所伤、或劳倦失度、或家庭社会等因素，愈使营阴暗耗，真阴亏损，阳失潜藏，阴阳严重失调，就会引起一系列脏腑功能失调的病症表现(图 15-1)。

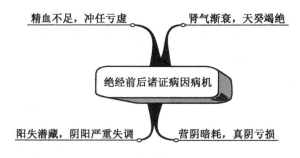

精血不足，冲任亏虚　　　　肾气渐衰，天癸竭绝

绝经前后诸证病因病机

阳失潜藏，阴阳严重失调　　营阴暗耗，真阴亏损

**图 15-1　绝经前后诸证的病因病机**

西医认为本病的发生主要是由于更年期女子的卵巢功能衰退，雌激素分泌量的逐渐减少，下丘脑—垂体—卵巢轴反馈系统失调和自主神经功能紊乱所致。

# 中医治病，先要辨证

### 1. 肾阴虚型

头目眩晕耳鸣，头部面颊阵发性烘热，汗出，五心烦热，腰膝酸痛，足跟疼痛，月经先期或先后不定，经色鲜红，量或多或少，或皮肤干燥，瘙痒，口干，大便干结，尿少色黄。舌质红少苔，脉细数。治以滋养肾阴，佐以潜阳。方以六味地黄丸。

### 2. 肾阳虚型

面色晦暗，精神萎靡，形寒肢冷，腰膝酸冷，或经行量多，或崩中暴下，色淡或黯，有块，面浮肢肿，夜尿多或尿频失禁，或带下清稀。舌淡或胖嫩，边有齿印，脉沉细无力。治以温肾扶阳，填精养血。方以右归饮。

### 3. 心肾不交型

经断前后，腰膝酸软，头晕耳鸣，烘热汗出，心悸怔忡，心烦不宁，失眠多梦，甚至情志异常。舌质红少苔或薄苔，脉细数。治以滋肾宁心，交通心肾。方以黄连阿胶汤（图 15-2）。

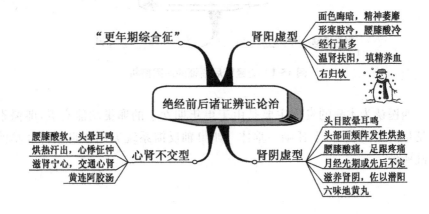

**图 15-2　绝经前后诸证的辨证论治**

# 更年期综合征的大医之法

## 大医之法一：滋阴潜阳方

**搜索**

**(1)刘奉五验方**

药物组成：川芎 4.5g，白芍 12g，生地 12g，桑叶 9g，菊花 9g，黄芩 9g，女贞子 9g，旱莲草 9g，红花 9g，牛膝 9g。

加减：热重者去当归、川芎，加马尾连 9g；肝阳亢盛者加龙齿 30g。

功效：清热平肝，养血活血。

主治：绝经前后诸证。

[北京中医医院．刘奉五妇科治验．北京：人民卫生出版社，1994]

**(2)祝谌予验方**

药物组成：黄芩 10g，黄连 3g，生地 10g，熟地 10g，当归 10g，白芍 10g，川芎 10g，旱莲草 15g，女贞子 10g，桑叶 10g，菊花 10g，生牡蛎 30g。

加减：下肢及面部浮肿者，加石韦、茯苓；血压升高、头晕者，加夏枯草、葛根、牛膝、钩藤、桑寄生；失眠明显，加夜交藤、酸枣仁；腰酸腰疼者，加川断、狗脊；自汗过多、乏力者，加党参、麦冬、五味子；两胁不适，口苦，加柴胡、龙胆草。

功效：平肝滋阴。

主治：绝经前后诸证肝热。

[杨思澍．中国现代名医验方荟海．武汉：湖北科学技术出版社，1996]

**(3)蔡小香验方**

药物组成：大生地 12g，女贞子 9g，天冬 9g，麦冬 9g，滁菊花 6g，炒丹皮 6g,煅龙骨 15g,煅牡蛎 15g,炙龟甲 9g,焦知母 6g,焦黄柏 6g,怀牛膝 9g（炒炭），羚羊粉 0.3g(吞服)。

功效:滋补肝肾,潜阳平肝。

主治:绝经前后诸证肾元匮乏,阴气衰少,肝肾封藏,虚阳浮越。

[蔡庄,等.蔡氏女科经验选集.上海:上海中医药大学出版社,1997]

### (4)何子淮验方

药物组成:生白芍、杞子、炒玉竹、决明子、白蒺藜、生地、首乌、桑叶、藁本等。

加减:若木郁火炽,血热气逆,损伤阳络,引起倒经,应以平肝降火、引血下行,去藁本、白蒺藜,酌加牛膝、丹皮、白茅根、夏枯草、槐米。

功效:滋水涵木,养血柔肝。

主治:绝经前后诸证。

[陈少春,等.何子淮女科经验集.杭州:浙江科学技术出版社,1982]

### (5)王大增验方

药物组成:生地 15g,玄参 9g,知母 9g,黄柏 6g,白芍 15g,枸杞子 9g,菊花 9g。

功效:滋水涵木,滋阴润燥。

主治:绝经前后诸证属肾虚肝旺者。

[乐秀珍.妇科名医诊治精华.上海:上海中医药大学出版社,1995]

### (6)凌绥百验方

药物组成:沙参 20g,熟地 20g,山药 20g,枸杞 20g,菟丝子 20g,五味子 15g,女贞子 15g,桑葚子 15g,当归 10g,茺蔚子 20g,柏子仁 12g,夜交藤 20g。

加减:偏肾阴虚,去当归,加麦冬、知母各 15g,龟甲 20g;偏阳虚,去茺蔚子、柏子仁,加山萸肉、附子各 10g,肉桂 5g;心肾不交加远志、朱砂各 10g;肝肾阴虚去当归、五味子、菟丝子,加石决明、旱莲草、夏枯草、珍珠母各 15g。

功效:益肾养肝。

主治:绝经前后诸证肝肾不足。

［杨思澍．中国现代名医验方荟海．武汉:湖北科学技术出版社，1996］

### (7)傅寿生验方

药物组成:生地黄 12g,枸杞 12g,首乌 12g,白芍 9g,当归 9g,女贞子 9g,旱莲草 9g,白蒺藜 9g,菟丝子 9g,北沙参 9g,煅龙齿(先煎)20g,白蔻仁(后下)3g。

功效:养阴助阳,补肾养肝。

主治:绝经前后诸证肝肾不足。

［杨思澍．中国现代名医验方荟海．武汉:湖北科学技术出版社，1996］

### (8)刘云鹏验方

药物组成:知母 9g,黄柏 9g,熟地 15g,山萸 12g,山药 15g,泽泻 9g,丹皮 9g,茯苓 9g。

加减:月经量少加熟地至 20g,生地 20g,阿胶(兑)12g,当归 10g,白芍 10g,以补血;腰酸腿软加杜仲 12g,怀牛膝 12g,续断 12g,桑寄生 15g,以补肾;头昏耳鸣,潮热汗出,选加龟甲 15g,白薇 9g,龙骨 30g,牡蛎 30g,浮小麦 30g 等,以育阴潜阳;手足心热,口干,加女贞子 15g,旱莲草 15g,元参 12g,麦冬 9g 等,以养阴润燥;多梦少寐加酸枣仁 15g,夜交藤 30g,柏子仁 15g 等,以养心安神。

功效:滋养肾阴。

主治:绝经前后诸证肾阴不足。

［张文康,刘云鹏,等．中国百年百名中医临床家丛书——刘云鹏．北京:中国中医药出版社,2002］

## 大医有话说

《内经》云:"年四十而阴气自半也。"又云:"阴精所奉其人寿"。可知,更年期阴易亏而阳易强。徐灵胎认为:"能长年者必有独盛之处……阳太盛者,非独补阴,并当清火以保阴。"中医辨证此型多属于肝肾阴虚,肝阳上亢。由于其证候多发生在更年期或绝经前期,因此与冲任功能失调密切相关。

发生在绝经前期者是由于肝热上冲,热随血上,或经血内结,肝阳益甚。所以在治疗时应当滋补肾阴,清热平肝,养血活血调经。刘老方中川芎、白芍、生地、红花、牛膝养血活血,引血下行以调经;女贞子、旱莲草滋补肝肾以培本;黄芩清肝热;桑叶、菊花清热平肝以治标。本方标本兼顾,补肾而不呆滞,清肝热而不伤正。在重用牛膝引血下行的同时,配合黄芩、桑叶、菊花清上引下,重点突出。经临床使用,不但能够改善症状,而且对于血压高的患者,降压效果也较为明显。蔡老以大补阴丸加减治之,以生地甘寒,禀天一之真阴,为和血之上品,滋水以济火。妇女以血为本,故用四物汤养血柔肝;旱莲草、女贞子滋补肝肾,交通阴阳;生牡蛎滋阴潜阳。桑叶一味,正是祝老的独到之处。桑叶本为疏风解表之品,而在此滋阴药中可起敛汗之功,配菊花之平肝,治肝热上扰之烘热汗出,可获显效。

## 大医之法二:交通心肾方

### (1)夏桂成验方

药物组成:钩藤 15g,丹皮、紫贝齿(先煎)、怀山药、山萸肉、茯苓、莲子心、紫草、合欢皮、浮小麦各 10g。

加减:肝经郁火明显者,加入黑山栀、苦丁茶、夏枯草各 10g;脾胃不和者,加入炒白术 10g,砂仁(后下)5g;阴虚阳亢者,加入天麻 9g,石决明(先煎)12g。

功效:滋阴降火,清肝宁神。

主治:绝经前后诸证心肾不交。

[夏桂成.中医临床妇科学.北京:人民卫生出版社,1994]

### (2)蔡小香验方

药物组成:细生地 12g,小川连 2g,苍龙齿 12g,朱茯苓 12g,淡远志 4.5g,柏子仁 9g,九节菖蒲 4.5g,天冬 9g,麦冬 9g,五味子 3g,淮小麦 30g。

功效:养阴益精,交通心肾。

主治:绝经前后诸证心肾不交。

[蔡庄,等．蔡氏女科经验选集．上海:上海中医药大学出版社,1997]

### (3)李振华验方

药物组成:全当归 12g,杭白芍 15g,二冬各 12g,女贞子 15g,龟甲 15g,元参 15g,茯神 15g,竹茹 10g,浮小麦 30g,生地 12g,甘草 5g。

加减:若烦躁甚者,加磁石、栀子、丹皮;心神不宁者,加朱砂、琥珀为末冲服;睡眠不佳者,加炒枣仁、柏子仁;汗多者,加煅龙牡、麻黄根;大便秘结者,加火麻仁、郁李仁;胸闷者,加陈皮、枳壳。

功效:养阴润燥,退热潜阳。

主治:绝经前后诸证。

[杨思澍．中国现代名医验方荟海．武汉:湖北科学技术出版社,1996]

## 大医有话说

妇女更年期每出现情绪易波动,神志烦乱,喜悲伤,睡眠不安,自汗盗汗等症,多由精血不足,五志化火,热盛伤阴,心神失守所致,病虽虚亏,而不宜峻补;虚热虽盛,而应远苦寒,当以养阴润燥,安神宁志为要。《证治汇补》李惺庵谓:"心以神为主,阳为用;肾以志为主,阴为用。阳则气也,火也;阴则精也,水也。及乎水火既济,全在阴精上奉以安其神,阳气下藏以定其志。"《医宗必读》李中梓谓:"心不下交于肾,则浊火乱其神明;肾不上交于心,则精气伏而不灵。火居上则搏而为痰,水居下则因而生躁。故惟补肾而使之时上,养心而使之交下,则神气清明,志意常治。"夏氏方适于月经先期量少,或先期量多,或崩漏,或绝闭,经色鲜红或紫红,无血块,烘热出汗,头目眩晕,五心烦热,腰俞酸楚,心悸失眠,大便干燥,舌红少苔,脉弦数。诸药合用,共奏滋阴降火,清肝宁神之功。

## 大医之法三：滋肾疏肝养心方

### (1)岳美中验方

**药物组成:** 生地24g,怀山药、茯苓、白芍各15g,枣皮、泽泻、丹皮、柴胡、桂枝各10g,五味子6g。

**加减:** 头晕耳鸣,加枸杞、菊花;骨蒸劳热,加知母、黄柏;心悸失眠,加夜交藤、龙齿、酸枣仁;多愁善感,加郁金、石菖蒲、合欢皮;腰腿酸痛,加杜仲、续断、牛膝;夜尿多,加益智仁、桑葚子;汗多,加龙骨、牡蛎。

**功效:** 益气养阴,疏理滞气。

**主治:** 绝经前后诸证肾虚肝郁。

> [李世武.都气丸加柴芍桂治疗更年期综合征100例.四川中医,1999,8:49]

### (2)班秀文验方

**药物组成:** 北沙参9g,麦冬9g,归身9g,生地15g,川杞子9g,熟地15g,白蒺藜9g,沙蒺藜9g,夜交藤15g,蝉衣2g,甘草5g。

**功效:** 柔润肝肾,养心宁神。

**主治:** 绝经前后诸证肝肾之阴不足。

> [班秀文.班秀文妇科医论医案选.北京:人民卫生出版社,1987]

### (3)王敏之验方

**药物组成:** 夜交藤30g,远志10g,石菖蒲6g,炒枣仁15g,茯苓15g,合欢皮10g,龙齿12g,柴胡6g,陈皮10g,紫贝齿10g,香附15g,生地12g,当归12g,白芍15g,橘络10g。

**加减:** 肝郁甚者,加青皮以破郁疏肝;脾虚,加山药健脾益肾;肾虚甚,加淫羊藿、桑葚、寄生固腰肾;肺阴虚,加百合润肺定胆,益志养脏;心阴虚甚,加沙参、麦冬、石斛养阴安神;气虚甚,加人参须益气扶正;眩晕、手颤,加石决明、白蒺藜、钩藤潜阳镇肝止晕;耳聋耳鸣,加磁朱丸重镇潜阳;失眠、易激动,加琥珀粉、明玳瑁疏肝安神镇惊;虚汗,加浮小麦以救五脏之偏;痰湿盛者,合温胆汤化痰利湿。

功效：柔润肝肾，养心宁神。

主治：绝经前后诸证肝肾之阴不足。

［杨思澍．中国现代名医验方荟海．武汉：湖北科学技术出版社，1996］

### (4)梁剑波验方

药物组成：玄参 10g，丹参 10g，党参 10g，天冬 5g，麦冬 5g，生地 12g，熟地 12g，柏子仁 10g，熟枣仁 10g，远志 5g，当归 3g，茯苓 10g，浮小麦 10g，白芍 10g，元胡 6g，龙骨 15g，牡蛎 15g，五味子 5g，桔梗 5g。

加减：如自汗不已，可加麻黄根、牡蛎；面颊潮红，可加丹皮、地骨皮；带下过多，可加海螵蛸、枳实；头晕眩，可加天麻。

功效：养阴安神。

主治：绝经前后诸证阴血亏虚。

［杨思澍．中国现代名医验方荟海．武汉：湖北科学技术出版社，1996］

## 大医有话说

肾藏精而寄相火，为元阴元阳之根，是气血之始。当二七之年，肾气充沛，冲脉旺盛，任脉通畅，故月经来潮正常。到了七七之年，肾气衰退，阴血亏少，冲任失养，肾的阴阳有偏盛或偏衰之变。妇女绝经期前后，肾气渐衰，天癸已竭，冲任失调，血不养心藏神，故出现一系列更年期综合症状。根据辨证的不同在治疗上概括为养心、益阴、安神、镇潜八字。综观全方，配伍恰当，凡妇女更年期出现情志抑郁、心烦不安而不能自我控制，心悸不眠，低热少津，多疑善虑，甚至骨节烦酸，时似感冒头晕、头痛等证候，本方有良好疗效。从临床所见，本病的类型，既有阴虚，也有阳虚，但阴虚为多见，阴虚则相火妄动，治之不宜辛温刚燥之品，当以甘平柔润之剂为佳。盖辛温刚燥，最易动火伤阴，柔润则滋养，甘平能益营生血。肾为先天，是生长衰老的根源，肾的盛衰盈亏，都直接或间接影响到各个脏腑。其中对肝的影响最大，因为肝肾既有母子关系，又有精血同源关系，肾阴虚必然导致肝阴虚，肝阴虚则肝阳上亢。故治之当以肝肾并治为佳，以柔润之品，滋阴潜阳，则阴阳协调，相火潜藏，其病自愈。

## 大医之法四：温肾补脾方

**搜索**

### (1)夏桂成验方

药物组成：党参、仙灵脾、仙茅、炒白术各 10g,钩藤 15g,丹皮 10g,黄芪、连皮茯苓、防己各 12g,怀山药 9g,合欢皮、补骨脂各 10g。

加减：失眠者,加紫贝齿（先煎）、合欢皮各 10g;胸闷不舒,情绪忧郁者,加广郁金 6g,娑罗子 10g;眩晕浮肿明显者,加入天麻 6g,车前子（包煎）、泽泻各 10g;夹有阴虚火旺,烦热口渴,大便较硬者,加入炙知母 6g,炒黄柏 9g,女贞子 10g 等。

功效：温肾扶阳,健脾利水。

主治：绝经前后诸证。

> ［夏桂成．中医临床妇科学．北京：人民卫生出版社,1994］

### (2)韩百灵验方

药物组成：熟地 20g,山药 15g,白术 15g,巴戟天 20g,菟丝子 20g,川断 20g,寄生 20g,附子 10g,肉桂 10g,黄芪 20g。

功效：补阳益气,健脾益肾。

主治：绝经前后诸证脾肾不足。

> ［丛春雨．近现代二十五位中医名家妇科经验．北京：中国中医药出版社,1998］

## 大医有话说

脾肾为先后天之本,绝经前后脾肾功能渐衰,出现兼有脾肾不足之本虚之征。夏老方中以白术、山药健脾益气,培补后天。《本草经》云："山药益肾气健胃并补先后二天。"《药性赋》记载："菟丝子治疗男子女人虚冷,填精益髓,去腰痛膝冷。"川断、寄生补肝肾,强筋骨。附子温肾助阳。肉桂温中补阳,散寒止痛。再以熟地养阴补血,黄芪补气升阳,一阴一阳,合之诸药,使之达到阴中求阳,阳中求阴之功效。张景岳曰："善补阴者,必阴中求阳,则阳得阴助，而生化无穷。"诸药配伍，补阳益气，健脾益肾。适用于面色晦暗，浮肿，神疲乏力，形寒肢冷，头昏烦躁，烘热出汗，情绪忧郁，沉默寡言，腰膝酸冷，纳欠腹胀，大便溏薄，小便清长，月经量多、色淡、无血块，带下清稀。舌质淡红，边有齿痕，苔薄白，脉沉细。诸药合用达到温肾扶阳，健脾利水之功效。

## 大医之法五：调养肝肾方

**搜索**

**(1)班秀文验方**

药物组成：鸡血藤 20g，丹参 15g，当归身 10g，川茗 6g，白芍 10g，熟地黄 15g，川断 10g，芜蔚子 10g，夜交藤 20g，炙甘草 6g。

功效：调养肝肾，养血调经。

主治：绝经前后诸证肝肾不足。

[李永亮，等．班秀文教授治疗妇科疾病学术思想探析．中华中医药杂志，2011，26(4)：730～732]

**(2)王秀霞验方**

药物组成：山萸肉 15g，怀山药 15g，枸杞子 15g，熟地 15g，生地 50g，淡竹叶 15g，麦冬 15g，黄连 10g，夏枯草 15g，生龙骨 20g，生牡蛎 20g，丹皮 15g，桃仁 10g，炙甘草 15g，浮小麦 15g，大枣 5 枚。

功效：滋补肝肾，养血除烦。

主治：绝经前后诸证肝肾不足。

[郭美莲，等．王秀霞治疗妇科病重视痰瘀辨证．中医药研究，1999，2：35]

## 大医有话说

本病的发病前提是阴阳失调，肾虚血瘀，心肝火旺是其病机特征。阴亏于下为其本，火亢于上是其标。故在内服中药的同时，注意自身的心理调节，使心理治疗和药物治疗相得益彰，可取得显著疗效。班老认为，肾气旺盛，则冲脉能主血海，任脉能主诸阴，经行依时而下。肾气衰弱，阴阳不和，冲任亏虚,故经行前后不定,量多少不一,色暗红而夹紫块,阴阳失调,营血不足,虚火内动,故经将行则头晕头痛,心烦不安,寐纳俱差,相火煽动于内,灼伤阴血,肢节失养,故经中肢节烦疼,平时大便干结,小便秽浊,脉为血之府,舌为心之苗,营血虚则充养失常,故脉虚细迟而舌质淡。证属肾气衰退,冲任亏虚之变,故治之以调养肝肾为主。班氏以四物汤为基础调补血虚之本;鸡血藤有养血活血之功;"一味丹参饮,功同四物汤",丹参有活血调经之用;熟地黄、续断补肝肾之不足针对腰酸而设;茺蔚子具有良好的活血调经之功;夜交藤有养心安神之效;炙甘草补脾益气兼调和诸药。诸药合用,补而不滞,滋而不腻,使肝肾阴血充足,脾有所统,心有所主,肺有所行,共奏补益肝肾,养血调经之功。如以肾虚为主者,可加川杜仲、桑寄生,增强补肾之力;阴虚内热者,去川芎之辛温香燥,改熟地黄为生地黄,加地骨皮,知母,奏滋阴清热之效;阴道出血量多者,去川芎之辛香行散,加仙鹤草、血余炭收敛止血之品,使收敛不留邪。

## 大医之法六:活血化瘀利水方

**搜索**

### 姚寓晨验方

药物组成:生黄芪 15g,莪术片 12g,西川芎 10g,炮山甲 12g,全瓜蒌 15g,淡海藻 15g,生山楂 20g,云茯苓 12g,建泽泻 12g。

功效:气血并调,痰瘀同治。

主治:绝经前后诸证痰瘀互结。

[丛春雨.近现代二十五位中医名家妇科经验.北京:中国中医药出版社,1998]

**大医有话说**

绝经前后诸证因肾气渐衰,天癸将绝,冲任脉虚,从而导致肾之阴阳俱虚而发病。"肾为五脏六腑之本",肾之阴阳不足必易影响他脏,常出现痰瘀互结,虚实夹杂之候。《血证论》指出:"血积既久,则能化为痰水,瘀血化水,则发为水肿。"其辨治要点:更年期形体肥胖,纳呆浮肿,泛泛欲呕,月经量少,色红有块,苔白腻,脉濡等痰湿内困,瘀血阻络之候。治以疏通气血为主，辅以化痰散结。方中莪术配川芎活血中之气；瓜蒌、海藻消痰散结；山甲、山楂活血散瘀；茯苓、泽泻利水化饮；黄芪益气扶正，共收气血并调，痰瘀同治之功。本病证候表现虽然复杂繁多，但其本质主要是肾之阴阳不足而导致脏腑功能失调，因此调补肾之阴阳是治疗本病的根本。立法用药应遵循阴中求阳，阳中求阴之原则，注意滋阴勿寒凉，温阳忌刚燥。同时重视调理脾胃，培补后天生化之源，以减慢肾气衰弱之势。由于本病见症颇为复杂，辨治时分清标本虚实，方可取得好的疗效。

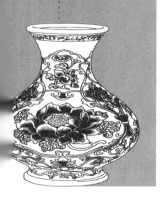

# 第16章 大医出『方』，消除子宫颈炎

　　宫颈炎是妇科常见的疾病之一，有急性和慢性之分。急性宫颈炎是宫颈受到病原体感染时所引起的急性炎症反应，也可以继发于子宫内膜或阴道的感染，多见于产褥感染及感染性流产。慢性宫颈炎是女性生殖系统最为常见的炎症性疾病，多为急性宫颈炎治疗不彻底转变而来。本病属于中医"带下病"的范畴。

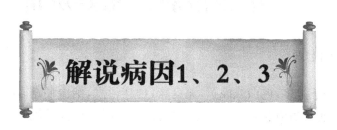

### 1. 脾肾两虚

素体脾虚,或饮食所伤,或劳倦过度,或忧思气结,损伤脾气,脾虚运化失司,水谷精微不能上输以养血,反聚而成湿,流注下焦,加之肾气亏虚,封藏失职,精液滑脱而致带下。

### 2. 肝经湿热

素体抑郁,或情志所伤,肝气郁结,郁久化热,肝气乘脾,脾虚失运,肝火挟脾湿流注下焦,损伤任带二脉而致带下。

### 3. 湿热蕴结

经行产后,胞脉空虚,摄生不洁,湿热内犯;或淋雨涉水,或久居湿地,感受湿邪,蕴而化热,伤及任带而致带下(图16-1)。

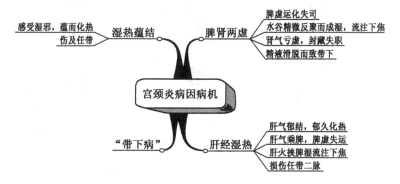

图 16-1 宫颈炎的病因病机

# 中医治病，先要辨证

## 1. 脾肾两虚型

证见带下量多，色白或淡黄，无臭味，神疲倦怠，纳少便溏，小腹坠痛，腰膝酸软，小便频数清长，面色萎黄或苍白，舌淡，苔白滑，脉沉缓。治以健脾温肾，升阳止带。方以完带汤合内补丸加减。

## 2. 肝经湿热型

带下量多，色赤或赤白相兼，质黏稠秽味，淋漓不断，精神抑郁易怒，胸胁胀满，口干咽干，小便色黄。舌质红，舌苔黄，脉弦数。治以清热利湿。方选龙胆泻肝汤加减。

## 3. 湿热蕴结型

证见带下量多，色黄或赤白相兼，质稠，其气秽臭，脘闷少食，大便溏而不爽，小便短黄。舌红，苔黄腻，脉滑数。治以清热利湿止带。方以止带方加减（图 16-2）。

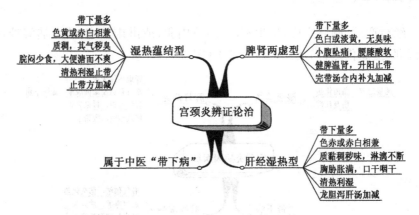

图 16-2　宫颈炎的辨证论治

# 子宫颈炎的大医之法

### 大医之法一：健脾渗湿方

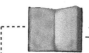
**搜索**

**张智慧验方**

药物组成：党参 15g，黄芪 20g，苍白术各 9g，山药 12g，金樱子 9g，川断 9g，芡实 12g，陈皮 10g，薏苡仁 12g，煅龙牡各 15g，车前子 15g，白果 10g，云苓 9g，柴胡 6g，炙甘草 6g。

加减：排液色黄者加黄芩 6g，黄柏 6g；腰痛者加熟地 12g，菟丝子 12g；有出血者加仙鹤草 12g，益母草 10g，藕节炭 15g。

用法：中药煎剂配合微波治疗及熏洗。①方法 1：蛇床子 30g，苦参 30g，枯矾 15g，黄柏 10g，水煎，先熏洗后坐浴阴部，适用于白带黏稠，色黄者。②方法 2：五倍子 30g，蒲公英 20g，黄柏 20g，侧柏叶 30g，水煎熏洗外阴，对于西药过敏的女性更加适合。隔日熏洗 1 次。

功效：补气健脾，理气渗湿。

主治：脾虚湿盛型子宫颈炎。

[张智慧．中医治疗宫颈糜烂 65 例临床疗效观察．中医中药，2009，16(21)：69]

## 大医有话说

《傅青主女科》谓："夫带下俱是湿病……因带脉不能约束而有此病……"可见带下的病理是带脉的湿证以及带脉失约的结果。脾虚湿生致脾不健运，湿邪内聚或脾虚肝郁，郁久化热，均可引起带脉湿证，导致带脉失约而发生带下。另外，因肾气不足，闭藏失职而致带下；女性内分泌功能减退时，多为肾虚，冲任不固，常表现为带脉失约所致带下。故而"无湿不成带,无虚不生湿"。带下证"以虚为本,以湿为标"。根据这一特点,张智慧自拟方中黄芪、党参、苍白术、生黄芪、陈皮、薏苡仁益气健脾,燥湿利水;车前子、云苓利水渗湿;金樱子、芡实、白果、煅龙牡涩精止带;川断、菟丝子等补肾强腰;柴胡能疏肝调脾而调理中焦脾胃清阳之气。诸药合用,有健脾益肾、除湿止带之功。故收到满意疗效。

### 大医之法二:清热利湿方

**搜索**

**乔国安验方**

药物组成:车前子 15g,萹蓄 10g,山栀子 10g,茯苓 15g,滑石 20g,大黄 10g,柴胡 10g,瞿麦 15g,甘草 10g。

功效:清热利湿。

主治:湿热蕴结,湿热下注型子宫颈炎。

[乔国安,等.清淋汤治疗非淋菌性尿道炎(宫颈炎)临床研究.中国性科学,2005,14(7):29～33]

### 大医有话说

中医学认为宫颈炎属"淋证"、"淋浊"、"带下病"、"阴痒"等范畴,主要由于房事不节、肾阴耗损、邪毒内侵、湿热淫毒聚结泌尿道所致,治疗多用"清热解毒、利湿降浊"之品。现代药理研究表明,滑石具有保护皮肤和黏膜的作用,此外还具有抗菌作用。车前子含多量黏液、琥珀酸、腺嘌呤、胆碱等,具有利尿作用。瞿麦具有利尿作用。茯苓、萹蓄也具有利尿和抗菌作用。山栀子镇静、降压、利胆有抗微生物的作用。大黄具有泻下和抗菌作用,使湿热之邪从大便而去。甘草具有抗炎及抗变态反应的作用。诸药合用,清热解毒,利湿降浊,疗效优于抗生素组。乔氏认为在治疗非淋菌性尿道炎等泌尿系感染方面,特别是在疾病的恢复期,应用中药可以取得良好的效果,且不良反应低,对改善生殖道症状比较满意,大大地减轻了患者的经济负担,为患者提供了一种很好治疗方法。

大医之法三:健脾清利湿热活血方

**搜索**

### 李萍验方

药物组成:党参、白术、茯苓各 20g,薏苡仁 30g,桔梗 12g,陈皮 10g,淮山、泽泻、赤芍、丹皮各 15g,炙没药 9g,甘草 6g。

加减:带下秽臭者加鱼腥草 30g,败酱草 20g;下腹疼痛者加川楝子 10g,元胡 15g;赤白带下者加炒地榆、乌贼骨各 15g。

用法:辅以微波治疗,于月经干净 3～7 天进行。

功效:益气补脾,活血利湿。

主治:脾虚伴湿热瘀血内结型宫颈炎。

[李萍,等.参苓白术散配合微波治疗慢性宫颈炎 50 例.四川中医,2001,21(2):48]

## 大医有话说

李萍认为,慢性宫颈炎药物内服外用治疗效果不满意,且疗程较长。她注意到,运用微波治疗可使宫颈病变组织坏死、脱落,治疗效果是肯定的,但术后阴道大量排液,可致头晕、神疲乏力等症或继发性感染。根据中医理论:"带下俱是湿证,脾主湿。"病人于术后加服参苓白术散以健脾利湿止带,收敛生肌。方中党参、白术、茯苓、薏苡仁、淮山、陈皮渗湿健脾,泽泻利水渗湿,赤芍、丹皮活血,炙没药祛腐生肌,桔梗排脓。健脾补后天,气充血足,有利于创面愈合,同时健脾利湿防止了湿盛郁久化热,湿热下注,变生他病,及带下日久,伤及阴津;可减少阴道排液,预防感染。二者结合治疗慢性宫颈炎,取长补短,疗效满意。

大医之法四：外用方

搜索

### (1)郭桂红验方

药物组成：云南白药、三七各 8g，当归 10g，赤芍 6g，丹参、白及、白芷、煅龙骨各 5g，川芎、生大黄、香附各 4g。

加减：带下色黄有异味者加二妙散（苍术、黄柏各 10g）。

用法：术者先用 0.1％新洁尔灭溶液或者 10％洁尔阴溶液清洗宫颈及阴道后，用消毒棉球将备好的药粉扑于宫颈糜烂之上，隔日 1 次，10 次为 1 疗程，共治疗 2～4 个疗程，月经期停用。

功效：活血化瘀，祛瘀生新。

主治：宫颈炎伴宫颈糜烂。

[郭桂红．外用活血化瘀药治疗糜烂型慢性宫颈炎 65 例．四川中医，2003，21(10)：61～63]

### (2)匡继林验方

药物组成：雄黄、冰片、制没药、蛤壳粉、黄丹、制乳香。

用法：制成粉剂。于月经干净后 2～3 天开始来院用药。患者取膀胱截石位，以阴道窥器扩张阴道，充分暴露宫颈，以络合碘清洗、消毒阴道和宫颈，用一次性消毒长棉签蘸"妇科 5 号粉"置于宫颈上，每天 1 次，每 10 天为 1 疗程，连用 2 个疗程。

功效：燥湿、祛风、杀虫、解毒。

主治：宫颈炎。

[匡继林，等．妇科 5 号粉治疗慢性宫颈炎 200 例临床观察．中医药导报，2008，14(6)：58～59]

## 大医有话说

目前临床上治疗宫颈糜烂的方法较多，常用的方法有电灼、冷冻、激光、微波等，虽有疗效，但有一定的禁忌证，而且术后出现阴道大量排液及不规则出血，常使患者恐惧不安。中医认为，子宫颈炎宫颈糜烂属中医久病成瘀之证。湿热下注胞宫或外感热毒湿浊之邪浸淫胞宫是其主要发病机制；以清热解毒、祛腐生新、利湿止带为治疗大法。而局部外用中药治疗因直接作用于病变部位，故效果甚佳。然上述两外用方又各有特色，郭桂红采用"去瘀生新"法治疗。方中云南白药、三七、当归、赤芍、川芎、丹参、大黄、白芷、白及具有活血化瘀，止血生肌，止带作用；煅龙骨收涩止带；香附理气止痛；二妙散有清热利湿止带作用。中药药理学研究显示：云南白药、三七、当归、赤芍、川芎、丹参、香附、大黄、白芷均有不同程度的抗菌或抑菌作用；云南白药、三七、白及有止血作用；当归、赤芍、丹参有促进循环和代谢的作用；赤芍和香附具有镇痛作用；赤芍、白芷还具有抗溃疡作用；大黄还具有抗肿瘤作用。诸药合用对糜烂型慢性宫颈炎疗效显著，未见明显副作用。而匡继林方用雄黄燥湿、祛风、杀虫、解毒；蛤壳粉清热，利湿治带下；乳香活血止痛，消肿生肌；没药祛瘀止痛，排脓消肿；冰片散瘀止痛，清热止痒。两方均切中病机，虽选方不同，却殊途同归，均获满意疗效。

# 第17章 看好宫颈上皮内瘤变，将癌症扼杀在初期

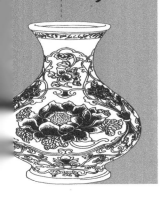

宫颈上皮内瘤变(CIN)是一组子宫颈癌癌前病变的统称，包括宫颈不典型增生及宫颈原位癌。并根据细胞异常的程度将CIN分为Ⅰ、Ⅱ、Ⅲ级，反映了由宫颈非典型增生(轻－中－重)－原位癌－早期浸润癌的一系列变化。各级CIN均有发展为浸润癌的趋向，级别越高发展为浸润癌的机会越多。宫颈上皮内瘤变患者一般无临床症状和体征，部分患者有白带增多，白带带血，接触性出血或宫颈糜烂、肥大、充血、息肉等慢性宫颈炎的表现。宫颈上皮内瘤变在中医学上属于"带下"范畴。

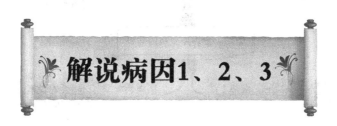

## 解说病因1、2、3

### 1. 脾肾两虚

素体脾虚，或饮食所伤，或劳倦过度，或忧思气结，损伤脾气，脾虚运化失司，水谷精微不能上输以养血，反聚而成湿，流注下焦，加之肾气亏虚，封藏失职，精液滑脱而致带下。

### 2. 阴虚携湿

素禀阴虚，相火偏旺，阴虚失守，下焦感受湿热之邪，损及任带，约固无力为而为带下病。

### 3. 湿热下注

脾虚湿盛，郁久化热，或情志不畅，肝郁化火，肝热脾湿，湿热互结，流注下焦，损及任带，约固无力，而成带下病。

### 4. 湿热蕴结

经期产后，胞脉空虚，忽视卫生，或房室不禁，或手术损伤，以致感染湿毒，损伤任带，约固无力，而成带下病(图 17-1)。

## 中医治病，先要辨证

### 1. 脾肾两虚型

证见带下量多，色白或淡黄，无臭味，神疲倦怠，纳少便溏，小腹坠痛，腰

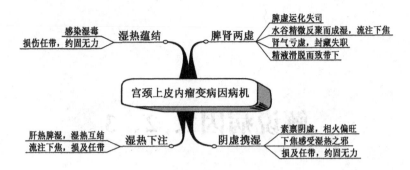

**图 17-1　宫颈上皮内瘤变的病因病机**

膝酸软,小便频数清长,面色萎黄或苍白,舌淡,苔白滑,脉沉缓。治以健脾益肾除湿。方以完带汤合固精丸加减。

### 2. 阴虚夹湿型

带下量不甚多,色黄或赤白相兼,质稠或有臭气,腰膝酸软,头晕耳鸣,颧赤唇红,五心烦热,失眠多梦,舌红,苔少或黄腻,脉细数。治以滋阴益肾,清热祛湿。方以知柏地黄丸加减。

### 3. 湿热下注型

带下量多,色黄,黏稠,有臭气,或伴阴部瘙痒,胸闷心烦,口苦咽干,食纳较差,小腹或少腹作痛,小便短赤,舌红,苔黄腻,脉濡数。治以清热利湿止带。方以止带方加减。

### 4. 湿毒蕴结型

带下量多,黄绿如脓,或赤白相兼,甚或五色杂下,状如米泔,秽臭难闻,小腹疼痛,腰骶酸痛,口苦咽干,小便短赤,舌红,苔黄腻,脉滑数。治以清热解毒除湿。方以五味消毒饮加减(图 17-2)。

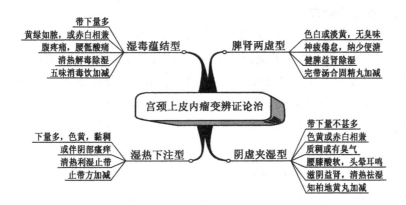

图 17-2　宫颈上皮内瘤变的辨证论治

# 宫颈上皮内瘤变的大医之法

## 大医之法一：益肾清热解毒方

**(1)徐丽霞验方**

药物组成：蒲公英 20g，薏苡仁 20g，土茯苓 15g，蜀羊泉 10g，白花蛇舌草 15g，半枝莲 15g，墓头回 10g，炒川断 10g，怀牛膝 10g，桑寄生 10g，黄柏 6g。

加减：伴带下清稀、全身乏力、纳差者加炒白术、党参、白果补益脾气；伴腰膝酸软、耳鸣者加菟丝子、钩藤、莲子心舒肝解郁、安神宁心；接触性出血者加大黄炭、小蓟、女贞子凉血止血。

功效：清热利湿，益肾解毒。

主治：湿毒蕴结兼肾虚型宫颈上皮内瘤变。

［徐丽霞，等．清热利湿益肾解毒汤治疗持续性 CIN Ⅰ 级 30 例．湖南中医杂志，2009，25(2)：76～77］

### (2)程艳香验方

药物组成:雄黄 0.25g,黄连 5g,白矾 1g,冰片 0.05g,铅粉 0.5g。

用法:按比例取上药共研极细末,于患者月经干净 5～7 天后给药,每次限用 4g,每 3 天上药 1 次,6 次为 1 个疗程,严重者反复使用,限 4 个疗程(避开月经期)。治疗期间保持外阴清洁,禁止同房。由于二黄散为含砷药物,患者在用药前、用药停止时和用药停止 3 个月后分别抽肘静脉血查血砷含量。

功效:清热利湿,解毒杀虫。

主治:湿毒蕴结型宫颈上皮内瘤变。

> [程艳香,等.含砷复方制剂治疗宫颈上皮内瘤变 164 例疗效观察.河北中医,2010,32(10):1453～1455]

## 大医有话说

《内经》云:"正气存内,邪不可干,邪之所凑,其气必虚。"徐丽霞认为,宫颈上皮内瘤变(CIN)Ⅰ级的病人,正气实者则易逆转自愈,正气虚者则易发展为 CIN Ⅱ级和 CIN Ⅲ级。正气的强弱、感邪的轻重、治疗的及时准确与否,对本病的发展、转归具有决定性意义。而中草药对本病的病情逆转较西医治疗更具优势。同时,宫颈上皮内瘤变如《傅青主女科》在"带下门"中所云:"带下,俱是湿证。"在临床上,本病以湿热之证为多,肾虚、肝郁、脾虚者常在带下过多者兼夹之。因此,方中运用炒川断、桑寄生、怀牛膝补益肾中阴阳,使肾气实而湿浊得化;墓头回、土茯苓、半枝莲、蜀羊泉、薏苡仁、白花蛇舌草、蒲公英清热利湿解毒、抗肿瘤;薏苡仁、蒲公英兼健脾。诸药合用,祛邪扶正,促使病情早期逆转。同时,徐丽霞认为,若患者同时伴有月经不调、子宫肌瘤、更年期综合征者则可配合补肾调周法,调整月经周期,改善内分泌功能。另外,患者在服药的同时,应进行心理疏导,解除思想顾虑,按时作息,舒畅情志,才能取得明显疗效。对 CIN Ⅰ级合并子宫颈溃疡、高危险型 HPV 的患者建议必要时局部行冷冻、电灼、激光等治疗。而程艳香在大量中药治疗宫颈病变的古方和验方的研究基础上,根据中医"证、法、方、药"的组方原则组成外用方,用于临床治疗 CIN。方以清热利湿、解毒杀虫为主,方中雄黄在祛邪的同时也有扶正作用,黄连清热燥湿、泻火解毒。白矾、冰片、铅粉清热祛癣。现代医学研究表明,雄黄具有抗肿瘤、抗菌、镇痛消炎作用,能提高机体的非特异性免疫功能。黄连所含小檗碱能兴奋网状内皮系统,增强白细胞的吞噬能力,提高机体免疫力,促进淋巴母细胞的转化,具有抗菌、抗内毒素、抗病毒、抗癌等作用。二黄散局部组织给药,不仅药物作用直接,吸收好,治疗后无瘢痕,保持宫颈原有的弹性,且避免了因口服用药导致雄黄生物溶解利用度低、全身毒副作用强等缺点。二黄散治疗 CIN Ⅰ 级和(或)合并 HPV 感染者安全有效,且价廉、使用方便,适于临床推广应用。

## 大医之法二:益气活血利湿方

**搜索**

**曹慧验方**

药物组成:黄芪 15g,党参 10g,蜀羊泉 10g,紫草 10g,莪术 5g,怀牛膝 10g,土茯苓 10g,红地榆 10g,甘草 3g。

功效:益气活血,利湿解毒。

主治:湿热蕴结型宫颈上皮内瘤变。

[曹慧.加味蜀羊泉散治疗宫颈上皮内瘤变Ⅰ～Ⅱ级临床疗效观察.南京中医药大学硕士学位论文,2008]

## 大医有话说

曹慧认为,内服加味蜀羊泉散治疗宫颈上皮内瘤变Ⅰ～Ⅱ级采用中医整体观念的理论,运用中医妇科学"外病内治"的方法。一方面由于湿热毒邪对宫颈局部长期刺激所致;另一方面由于机体正气亏虚,导致下元不足,易感外邪。本病虚实夹杂,迁延难愈。湿热毒邪长期损害宫颈,肆意侵袭,故而本病趋向恶性病变。本病治疗在辨病的基础上,结合其湿热毒邪瘀结的病机特点,确定其治法为:扶正祛邪。益气以扶正,利湿解毒以祛邪。蜀羊泉清热利湿,解毒消肿为君药。土茯苓祛湿解毒;紫草凉血解毒,活血利水;红地榆止血涩带;莪术辛散苦泻,温通行滞,活血化瘀,共为臣药。黄芪补气、利水、托毒;党参益气、生津、养血,两药同用以益气健脾,调理脏腑功能,具有祛邪而不伤正的特点,同为臣药。牛膝益肝肾,引经下行,能引诸药下行,为佐药。甘草之用,一为佐助药,益气和中;一为使药,调和诸药,能通行十二经,解百药毒,故有国老之称。通观本方,诸药合用,共奏益气,利湿解毒之功。方以益气，调理气血，意在扶正，正强则邪不侵；同时注意清利托毒，祛瘀敛疮，邪祛则病自消。最终达到利湿而不伤阴，解毒而不伤阳，寓补于通，攻补兼施，具有祛邪而不伤正的组方特点。

### 大医之法三：益气健脾清热解毒方

**搜索**

#### 徐如意验方

药物组成：鱼腥草 15g，黄芪 10g，党参 10g，白术 10g，甘草 6g，苡米 15g。

用法：煎剂同时配合鱼腥草粉末，用窥阴器暴露宫颈，PVP 碘消毒宫颈及阴道穹窿部，取鱼腥草粉少许均匀涂于宫颈表面及阴道穹窿部，隔日门诊上药 1 次，连续 10 次为一疗程。

功效：清热解毒，健脾利湿，益气扶正。

主治：湿热兼脾虚型宫颈上皮内瘤变。

> ［徐如意．鱼腥草联合中药汤剂治疗宫颈上皮内瘤变、HPV 感染并宫颈炎的临床观察．湖北中医药大学硕士论文，2010］

### 大医有话说

对宫颈 CIN I 级并 HPV 感染伴宫颈炎的患者，徐如意选用苦寒的鱼腥草，因其具有清热解毒，消痈排脓，利尿通淋之功。现代药理学也证实鱼腥草具有良好的抗病毒、抗菌消炎及调节机体免疫功能的作用。宫颈表面使用鱼腥草粉，可以起到局部抗病毒、消炎及促进糜烂面愈合的作用，提高局部组织细胞的免疫活性，有助于局部组织对 HPV 的清除；从中药的药物功效来讲，它可以清热解毒，散结消痈。同时，配合口服以清热解毒，健脾利湿，益气扶正为主的中药汤剂，达到调整机体整体状态，提高机体免疫力从而减少并清除体内病毒的目的。实验结果表明，鱼腥草联合中药汤剂可以提高宫颈 HPV 的转阴率，并且对合并的宫颈糜烂有较好的治疗效果。

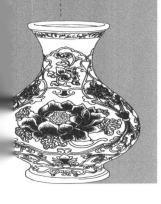

# 第18章 多囊卵巢综合征，不孕祸首之一

　　多囊卵巢综合征（PCOS）指卵巢泡膜细胞良性增生引起雄激素生成过多，造成月经紊乱、持续排卵障碍、高雄激素症、卵巢多囊样变等表现，多在青春期发病，且伴有肥胖。最常表现为稀发月经，继发闭经及功能失调性子宫出血次之，偶见原发闭经及规律的无排卵月经。绝大多数患者无排卵，少数可稀发排卵或黄体功能不足。高雄激素症状有多毛（发生率约70%）、痤疮、偶有阴蒂略大，或稍见喉结突出。肥胖发生率约为50%。肥胖者常有胰岛素抵抗（IR）、高胰岛素血症。若以腰围与臀围的比值（WHR）为指标，WHR>0.85为内脏型肥胖或男性肥胖。约70%的PCOS患者有至少1项的血脂异常。

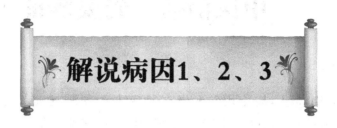

# 解说病因 1、2、3

本病根据其临床表现，归于中医的"闭经"、"不孕"等范畴。中医认为，冲为血海、任主胞胎，冲任二脉与女性生殖系统功能密切相关。冲任二脉又为肾所主，因此肾主生殖，月经的正常与否与肾密切相关。肾气充盛，经血按月而行才是受孕的基础。本病主要表现为月经不调及不孕，这是由于肾—冲任—胞宫之间的相互协调关系失调所致，发病的关键在于肾。而卵巢本身的增大及卵泡膜增厚，应属中医的痰结或癥瘕。其病因病机可归纳为肾虚精亏、气滞血瘀、痰湿阻滞。

### 1. 肾虚精亏

先天不足，禀赋素弱，或幼时多病，身体发育障碍，肾虚精亏，天癸不能按时而至，导致月经后期，量少、闭经和不孕。

### 2. 气滞血瘀

情志不遂，肝气郁结，气滞经行不畅，冲任瘀阻而致本病。

### 3. 痰湿阻滞

体质肥胖，痰湿壅盛，脂膜壅塞胞宫不通，致使经水量少或闭经而不孕（图 18-1）。

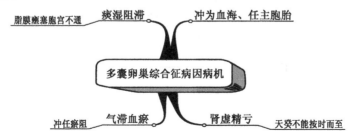

**图 18-1 多囊卵巢综合征的病因病机**

# 中医治病，先要辨证

## 1. 肾虚精亏型

月经延期，量少，甚者闭经，不孕，伴神疲纳呆，便溏，心慌气促，舌淡胖，边有齿印，脉细软。治以补肾填精，调补冲任。方以右归丸加减。

## 2. 气滞血瘀型

月经延期，量少，偶尔血块，甚者闭经，不孕，伴有胸胁满闷，情志不舒，舌暗有瘀点瘀斑，脉涩。治以行气活血，祛瘀通经。方以膈下逐瘀汤加减。

## 3. 痰湿阻滞型

月经延期，量少，甚者闭经，不孕，伴有形体肥胖，舌淡胖，边有齿印，脉濡。治以祛湿化痰，活络软坚。方以苍附导痰丸合桂枝茯苓丸加减（图18-2）。

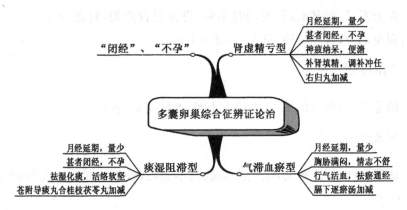

图18-2　多囊卵巢综合征的辨证论治

# 多囊卵巢综合征的大医之法

## 大医之法一:活血化瘀,化痰除湿方

**搜索**

### (1)武保乡验方

药物组成:三棱、莪术、炮山甲、象贝母、山慈姑各9g,天南星6g,皂刺12g,夏枯草15g。

加减:肾虚者加覆盆子、菟丝子、枸杞子各12g;血虚加熟地20g,当归12g;阴虚加玄参15g,栀子9g,龙胆草6g。

功效:活血祛瘀,化痰软坚。

主治:多囊卵巢综合征除外肾虚型。

[武保乡,张永柱.中西医结合治疗多囊卵巢综合征73例.湖北中医杂志,1993,1:11]

### 大医有话说

方中三棱、莪术活血祛瘀;象贝母、天南星、皂刺化痰;炮山甲、山慈姑、夏枯草软坚散结,全方合用共奏活血祛痰,化痰软坚,通调冲任之功。

### (2)李祥云验方

药物组成:当归、熟地、山药、杜仲、山茱萸、菟丝子、紫石英、淫羊藿、巴戟天、山慈姑、皂角刺、夏枯草、贝母。

功效:补肾化痰。

主治:肾虚痰湿型多囊卵巢综合征。

[李祥云.中医药治疗多囊卵巢综合征19例.辽宁中医杂志,1989,1:14]

**（3）史常旭验方**

药物组成：夏枯草 15g，昆布、穿山甲、贝母、萆薢各 12g，皂刺、赤芍、延胡索、山慈姑各 9g。

功效：散结软坚，活血行滞。

主治：痰湿阻滞型多囊卵巢综合征。

> ［史常旭，等．多囊卵巢综合征的中医治疗：附 117 例临床分析．中华妇产科杂志，1985，3：144］

**（4）施令仪验方**

药物组成：穿山甲、皂刺、丹参各 12g，昆布、地龙、莪术、香附、白芥子、葶苈子各 9g。

功效：活血祛瘀，化痰软坚。

主治：痰湿阻滞型多囊卵巢综合征。

> ［施令仪，等．辨证治疗多囊卵巢综合征 70 例分析．中医杂志，1984，2：31］

## 大医之法二：肾虚精亏方

**搜索**

**（1）史常旭验方一**

药物组成：熟地、菟丝子、覆盆子、淫羊藿、黄精各 12g，鹿角霜、狗脊、胡芦巴各 9g，仙鹤草、夏枯草各 15g。

功效：补肾填精，兼以散结。

主治：多囊卵巢综合征肾虚型。

**（2）史常旭验方二**

药物组成：熟地、菟丝子、覆盆子、淫羊藿、黄精、昆布各 12g，仙茅、穿山甲、贝母、皂刺各 9g，夏枯草 15g。

功效：益肾养血，散结软坚。

主治：多囊卵巢综合征肾虚痰湿型。

［史常旭，等．多囊卵巢综合征的中医治疗：附 117 例临床分析．中华妇产科杂志，1985，3：144］

**(3) 孙月丽验方**

药物组成：熟地、仙茅各 9g，菟丝子、覆盆子、淫羊霍、夏枯草、穿山甲、皂刺、贝母、昆布各 12g。

加减：怕冷甚者，加附子 9g，肉桂 3g；便溏者，加山药 12g，胡芦巴 12g；偏于痰湿者以化痰软坚为主，佐以补肾。上方去熟地、仙茅、覆盆子，加胆南星 6g，赤芍 9g；偏于肾虚者以补肾为主，佐以化痰软坚，上方去皂刺、昆布、夏枯草，加鹿角霜 12g，胡芦巴 12g，附子 9g，肉桂 3g。

功效：补肾填精，化痰软坚。

主治：多囊卵巢综合征肾虚痰湿型。

［孙月丽，等．补肾化痰法治疗多囊卵巢综合征 133 例．上海中医药杂志，1981，6：14］

**大医有话说**

方中仙茅、淫羊藿、覆盆子、菟丝子温肾阳、补肾精；熟地滋阴补肾；夏枯草、贝母、穿山甲、皂角刺、昆布化痰软坚。诸药合用，共奏补肾祛痰、化痰软坚之功。

**(4) 赵松泉验方**

药物组成：柴胡、赤白芍、蒲黄、牛膝、菟丝子、枸杞子、鸡血藤、女贞子、覆盆子各 15g，益母草、刘寄奴、生淫羊藿各 9g。

功效：补肾益精，活血祛瘀。

主治：多囊卵巢综合征肾虚型。

［赵松泉，等．排卵汤治疗 95 例各种排卵功能失调的观察．天津中医，1985，4：8］

**(5) 施令仪验方一**

药物组成：黄芪 15g，白术、附子、桂枝、枸杞子、女贞子、菟丝子、覆盆子、王不留行、茺蔚子各 9g。

功效：补益脾肾。

主治:多囊卵巢综合征脾肾阳虚证者。

**(6)施令仪验方二**

药物组成:黄芪、当归、菟丝子各30g,淫羊藿15g,生姜3片,大枣10枚。

功效:补脾肾,益气血。

主治:多囊卵巢综合征气血两虚证的闭经或功血。

> [施令仪,等.辨证治疗多囊卵巢综合征70例分析.中医杂志,1984,2:31]

### 大医之法三:养阴破瘀方

**(1)李少华验方**

药物组成:玄参、麦冬、天花粉、石斛、三棱、莪术、皂角刺、穿山甲、白芍、甘草。

加减:兼见心悸、怔忡、多梦少寐等心火旺者,加黄连、远志、灯心草;兼便秘者,加大黄、元明粉;兼见烦躁易怒、头晕目眩、乳胀胁痛等肝火旺者,加牡丹皮、栀子、郁金、川楝子;视物目涩加石斛夜光丸。

功效:养阴清热,化痰消瘕。

主治:多囊卵巢综合征阴虚内热,热痰交阻。

> [李少华.养阴破症法为主治疗多囊卵巢综合征9例.上海中医药杂志,1984,1:17]

## 大医有话说

方中玄参、麦冬、天花粉、石斛养阴清热,三棱、莪术活血祛瘀;皂刺、穿山甲活血软坚;白芍和里敛阴;甘草调和诸药。诸药合用,共奏养阴清热,化痰消瘕之功。

**(2)李祥云验方**

药物组成:全瓜蒌、石斛、黄连、天花粉、瞿麦、麦冬、龟甲、生地、牛膝、车前子、益母草、知母。

功效:养阴清热,活血通经。

主治:多囊卵巢综合征阴虚内热。

［李祥云．中医药治疗多囊卵巢综合征 19 例．辽宁中医杂志，1989,1:14］

## 大医之法四:清泻肝火方

**搜索**

**王祖倩验方**

药物组成:龙胆草 6～9g,木通 3g,车前子 9g(包),生地 6～12g,炒黄芩 9g,焦栀子 9g,泽泻、当归各 9g,柴胡 6g,生甘草 3g。

加减:大便秘结者加大黄、芒硝,或改服当归龙荟丸。

功效:清泄肝火。

主治:多囊卵巢综合征肝郁化火。

［王祖倩,等．龙胆泻肝汤治疗多囊卵巢综合征．上海中医药杂志，1982,12:16］

## 大医有话说

方中生地、当归养肝阴,以血濡养之;柴胡疏肝解郁,使其条达有序;龙胆草、黄芩、栀子清肝胆之郁火,以平肝阳之亢盛;泽泻、木通、车前子泻肝胆之湿热,使脾胃运化得健,以消痰湿积聚。全方主要发挥清泄肝胆郁火之作用。

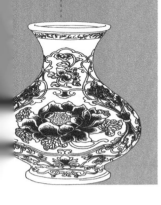

# 第19章 乳腺增生没什么，名方来搞定

乳腺增生症是女性最常见的乳房疾病，其发病率占乳腺疾病首位。近年来其发病率呈逐年上升的趋势，年龄也越来越低龄化。现代医学认为本病发生的主要原因是内分泌功能紊乱或乳腺组织对内分泌激素的敏感性增高。乳腺增生症的症状主要以乳房周期性疼痛为特征，每于月经前疼痛加剧，行经后疼痛减退或消失。严重者经前经后均呈持续性疼痛，有时疼痛向腋部、肩背部、上肢等处放射。乳腺增生症属于中医的"乳癖"范畴。

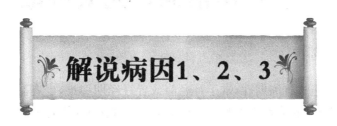

## 解说病因1、2、3

### 1. 肝郁气滞

素体抑郁，或忿怒伤肝，疏泄失司，经前或经期冲脉气血充盛，肝司冲脉，肝脉气血郁滞，肝脉挟乳，乳络不畅，结而成块。

### 2. 冲任失调

情志内伤，忧思气郁，肝气不疏，或思虑伤脾，气血生化乏源，气血亏虚，冲任失养而失调，血海充盈及疏泄失畅，气血聚于冲任，经脉壅阻。

### 3. 血瘀痰结

素性抑郁，肝气郁结，或嗜食肥甘，脾失健运，痰浊内生，或冲任亏虚，肝失濡养，气滞痰凝，日久痰瘀互凝，阻于乳络而成病（图19-1）。

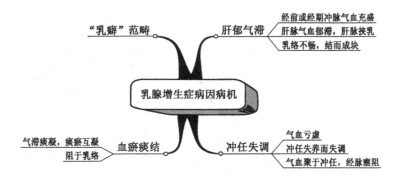

图 19-1　乳腺增生症的病因病机

# 中医治病，先要辨证

### 1. 肝郁气滞型

乳房胀痛具有周期性，常于月经前或者月经期加重，也有乳房肿块随情绪波动而消长，胀痛常涉及胸胁、腋线及锁骨线区域，伴有情绪不畅，胸闷，嗳气，失眠，舌苔薄白，舌质淡红或淡黯，脉细涩或弦细。治以疏肝解郁，理气散结。方以逍遥丸加减。

### 2. 冲任失调型

乳房有肿块，经前或经期疼痛加重，经行后减轻或消失，经期多后延，经痛不剧，月经量少色淡，甚者闭经。常伴有腰酸乏力，心烦易怒，神疲倦怠，头晕，舌淡，苔白，脉虚无力或濡。治以养血和血，益气调冲。方选八珍汤加减。

### 3. 血瘀痰结型

乳房肿块多发，个别肿块呈条状或结节状或历历成核，质韧而不坚硬，活动而不粘连。有的乳头有黄色溢液，月经来潮时包块痛胀或刺痛加重，舌苔滑腻，舌质紫黯，脉滑或细涩。治以活血化瘀散结。方以通瘀煎加减（图19-2）。

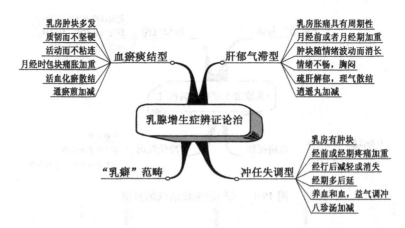

**图 19-2　乳腺增生症的辨证论治**

# 乳腺增生的大医之法

## 大医之法一:理气活血消痰方

**搜索**

**(1)李庄原验方**

药物组成:柴胡 8g,制香附 10g,郁金 12g,当归 12g,赤芍 12g,瓜蒌 20g,浙贝母 15g,炮山甲 10g,生牡蛎 20g,白芥子 15g,黄芪 15g,白术 10g,蒲公英 20g。

加减:肝气瘀滞型减黄芪,加王不留行以行血消肿;血瘀痰结型减白术之壅滞、公英之苦寒,加橘叶、青皮以散结;气虚痰凝兼冲任失调型减炮山甲、白芥子、公英以防攻散苦寒之品伤正,加橘叶、路路通,倍黄芪以益气通络,加鹿角霜、肉苁蓉、巴戟天、丝瓜络、鹿衔草以固肾理冲活血通络。

功效:行气消痰,化瘀散结。

主治:气滞血瘀痰结型乳腺增生症。

[李庄原．乳腺增生病中医辨治 38 例．临床医药实践,2008,17(12):1017~1018]

**(2)刘国杰验方**

药物组成:桃仁 12g,当归 12g,柴胡 12g,夏枯草 12g,元胡 12g,牛膝各 12g,红花 10g,赤芍 10g,川芎 9g,枳壳 9g,浙贝母 15g,益母草 30g,甘草 6g。

功效:活血化瘀,理气止痛,软坚散结。

主治:血瘀气滞型乳腺增生症。

[刘国杰,等．血府逐瘀汤加减治疗乳腺增生 90 例临床观察．中医研究,2004,17(2):35~37]

## 大医有话说

李庄原认为，根据痛久邪必入络，络郁既久，则生"郁极乃发"的郁凝之证，故以解郁祛痰，益气健脾，通络消肿为主，兼调冲任为辅。主用柴胡、郁金解郁调肝，赤芍、炮山甲活血祛瘀，黄芪、白术益气健脾。其余药化痰清热，使气行痰祛，血活瘀消，则见其功效。而刘国杰等以血府逐瘀汤为基本方，血府逐瘀汤源于清代王清任之《医林改错》，功能活血祛瘀，行气止痛，主治胸中血府瘀证。方中桃红四物汤活血而养血，行气而疏肝。更有牛膝引血下行，共调气机，故能使血活气行，瘀化郁解。乳房位于胸膈之上，为血府所处，脾胃肝经循行所至，故用本方治疗，正中病机。《外科正宗》曰："其核喜怒消长"，因此刘国杰认为，临证辅以舒肝解郁汤剂如柴胡舒肝散加减，则效果更佳。

### 大医之法二：补脾肾、调冲任方

**搜索**

**(1) 莫小勤验方**

药物组成：淫羊藿 12g，熟地黄 20g，鹿角霜 10g，白芥子 10g，柴胡 9g，当归 10g，白芍 12g，郁金 10g，桃仁 10g，海藻 12g，昆布 12g。

加减：肿块较大加生牡蛎、猫爪草、浙贝母、山慈菇；乳房疼痛较甚加延胡索、香附、青皮、王不留行等药；经期紊乱者可加益母草、旱莲草、仙茅、肉苁蓉、山茱萸等药。

功效：温阳补肾调冲，理气活血，软坚散结。

主治：虚寒冲任失调型乳腺增生症。

> [莫小勤，等．自拟温阳消癖汤治疗乳腺增生病的临床观察．广西中医药，2010，33(2)：11～12]

**(2) 王锐验方**

药物组成：仙茅 10g，仙灵脾 10g，肉苁蓉 10g，制首乌 15g，柴胡 6g，当归 10g，白芍 12g，鹿角胶 10g，熟地黄 12g，炮山甲 10g，香附 10g，青陈皮各 6g。

加减：乳房胀痛明显者，可加制乳没各 6g，川楝子 10g；病程较长、肿块质地较硬者，可加莪术 30g，八月札 15g；伴有乳头溢液者，可加丹皮 10g，栀子

10g,仙鹤草15g。

功效:温补脾肾,调摄冲任。

主治:冲任失调型乳腺增生症。

[王锐,等.乳腺增生的中医辨证分型施治134例.安徽医药,2003,7(5):352～353]

## 大医有话说

乳腺增生症属中医学"乳癖"范畴。先贤提出"乳中结核,虽云肝病,其本在肾",高度概括了乳腺病的病因病机,肾虚冲任失调而致气血运行不畅,气滞血瘀痰凝,结于乳络而发病。《灵枢·经脉篇》曰:"经脉者,所以能决死生,处百病,调虚实,不可不通。"冲为血海,任主胞胎,冲任二脉隶属于肝肾,关系于脾胃,循胸而行,与乳房的生理病理息息相关。因于冲任,血液上行为乳,下行为经,乳汁的产生、疏泄,月经的盈缺、调节等无不与冲任相关。肾主藏精,肾为天癸之源,肾气盛,天癸泌,可激发冲任二脉通盛。肾气、天癸、冲任构成一个性轴,肾气是这个性轴的核心,乳房和胞宫一样同是性轴的靶器官,即乳房的生理主要通过肾气—天癸—冲任脉的调节,肾气不足则天癸不充,冲任空虚,肝失疏泄,脾失健运,气滞血瘀痰凝结于乳络而发病,故认为,肾虚冲任失调为病之本,气滞血瘀痰凝为病之标,病属本虚标实之证,乳癖局部不红不热,就其属性当为阴证,所以治疗应以温阳补肾调冲,理气活血,软坚散结为主。但上述两方用药稍有不同。莫小勤自拟温阳消癖汤,方中淫羊藿性辛温,取其辛能散结,甘能缓中,温能通气行血,补肾阳,滋肝脾,调冲任,又理气、化痰、散结之效;鹿角霜为血肉有情之品,能温补肝肾,益精血;熟地黄滋阴补肾,藉以阴中求阳而增补阳之力,阴阳药合用则温而不燥,滋而不腻。白芥子性温气利,善化痰散结,海藻味苦能泄结,咸可软坚,寒可清热,有软坚散结,清热消痰之效,偏于有形实证;昆布咸寒质滑,能清热化痰,软坚散结,下气最速。海藻、昆布配伍,消痰散结之力增强。柴胡辛散,疏肝解郁,调畅气机,使阳气升发;白芍酸收,敛肝和营,使阴血归经。柴胡、白芍二药合用,一散一收,一气一血,疏肝之中敛肝,升阳之中敛阴,补肝体而和肝用,使肝气行疏,肝血得补,疏柔相济,动静结合,以发挥肝藏血、主疏泄之功能。当归、桃仁活血通便,通便可以达到上病下取的作用;郁金疏肝理气,散结止痛。而王锐方用仙茅、仙灵脾、肉苁蓉、制首乌以补肾阳,滋肝脾,调冲任;炮山甲、香附、青陈皮行气破气,软坚逐瘀。两方虽有小异,但两方均达能到温阳补肾调冲,理气活血,软坚散结的作用,最终平衡阴阳,协调脏腑功能,使标本兼治,起到良好治疗效果。

### 大医之法三:疏肝理气散结方

**搜索**

#### 孙良验方

药物组成:柴胡 15g,白芍 12g,当归 10g,茯苓 10g,白术 10g,瓜蒌 15g,贝母 15g,半夏 10g,南星 10g,生牡蛎 15g,山慈姑 15g。

加减:胀痛甚者加金铃子、延胡索,加强行气化滞止痛之力;肿块硬者加夏枯草、海藻,加强软坚散结之功;月经量少者加益母草、丹参,加强活血调经之效。

功效:疏肝解郁,软坚散结。

主治:肝郁气滞型乳腺增生症。

[孙良.逍遥蒌贝汤治疗乳腺增生症 60 例.中华医学实践杂志,2004,3(10):903]

**大医有话说**

乳腺增生症是妇科常见病、多发病,多见于中青年妇女,属祖国医学"乳癖"范畴。《病医大全》云:"乳癖似乳中结核,共核随喜怒消长。"《外科正宗》谓:"乳癖多由思虑伤脾,恼怒伤肝,郁结而成。"故其病机多由情志不畅或思虑过度,导致肝失疏泄,气机不畅,气滞血瘀或肝脾不和,痰气凝结而成。针对病机拟疏肝解郁,活血化瘀,软坚散结为法,予逍遥蒌贝汤加减治疗。诸药同用,共奏疏肝理气,化痰软坚散结之功。临证时辨证加减,变通应用,每获良效。

大医之法四：活血散结消肿外用方

**搜索**

**郭智涛验方**

药物组成：炙蜂房、公丁香、荜茇、细辛、制乳香、制没药、姜黄、生半夏。

用法：将所有药物研末后调成糊状外敷乳房，每天1次，2周为1个疗程，间歇1周后开始下一个疗程，共观察2个疗程。

功效：消肿散结，活血止痛。

主治：乳腺增生症。

[郭智涛,等．蜂房方外用治疗乳腺增生90例临床观察．医护论坛,2010,17(2):149～152]

**大医有话说**

郭智涛的蜂房方由炙蜂房、公丁香、荜茇、细辛、制乳香、制没药、姜黄、生半夏等药组成,研末后直接敷于患处,同样取得了满意的疗效。方中炙蜂房味苦咸微甘、性平,入肝、肾、胃三经,消肿散结,通络止痛为君药。制乳香、制没药性温,味辛苦,二药气香走窜而善行,均能散瘀止痛。乳香偏于行气,没药偏于散血,二药合用,气血并治,共奏宣通经络,活血祛瘀,消肿止痛之功,合为臣药,助蜂房消肿散结,活血通络止痛之功。公丁香、荜茇味辛性温,善能散滞化瘀;细辛辛温性烈,善于下气豁痰,散寒止痛。以细辛之升散配蜂房之灵动,共奏消肿散结,通络止痛之功。生半夏性温、味辛,长于消痞散结,化痰祛瘀;姜黄味辛、苦,性温,善于行气活血,通经止痛;公丁香、荜茇、细辛、姜黄、生半夏合而为佐。诸药合用,共奏消肿散结,活血止痛之功。

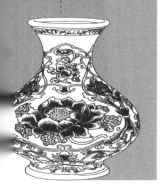

# 第20章 名医出名方，告别不孕不是梦

　　凡婚后有正常性生活未避孕，同居两年未受孕者称不孕症。其中，婚后未避孕而从未妊娠者称为原发性不孕，曾有过妊娠而后未避孕连续两年不孕者称为继发性不孕。夫妇一方有先天性或后天解剖生理缺陷，无法纠正而不能受孕者称绝对不孕；夫妇一方因某种原因阻碍受孕导致暂时不孕，一旦得到纠正仍能受孕者称相对不孕。中医学又称原发性不孕为"无子"、"全不产"、"绝嗣"等，而继发性不孕为"断绪"、"断续"等。

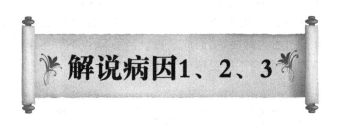

## 解说病因1、2、3

### 1. 肾虚

先天禀赋不足，或房室不节，损伤肾气，冲任虚衰，胞脉失于温煦，不能摄精成孕；或素体肾阳虚弱，命门火衰，不能化气行水，寒湿滞于冲任，湿壅胞脉，不能摄精成孕；或经期摄生不慎，涉水感寒，寒邪伤肾，损及冲任，寒客胞中，则生化失期，有碍胞宫发育或不能触发氤氲乐育之气，致令不能摄精成孕；或素体肾阴亏虚，或房劳多产，久病失血，耗伤精血，损乏真阴，天癸乏源，冲任血少不能摄精成孕；或阴虚内热，热伏冲任，扰乱血海，不能凝精成孕，发为不孕症。

### 2. 肝气郁结

先天肝血不足，肝失所养，郁而失于条达，或素性抑郁，忧郁寡欢，或七情所伤，情志抑郁或暴怒伤肝，肝郁化火，均可致疏泄失常，气血不调，以致冲任不能相资，不能摄精成孕。肝郁甚者横克脾土，脾伤不能通任脉而达带脉，任带失调，胎孕不受。

### 3. 痰湿阻滞

素体脾肾阳虚，或劳倦思虑过度、饮食不节伤及脾胃，或肝木横犯脾土，或肾阳虚不能温脾，脾虚则健运失司，水湿内停，肾阳虚则不能化气行水，湿聚成痰，湿浊流注下焦，滞于冲任；或素体肥胖，或嗜食膏粱厚味，致痰湿内生，躯脂满溢，遮隔子宫，不能摄精成孕；或痰阻气机，气滞血瘀，痰瘀互结，不能启动氤氲乐育之气而致不孕。

### 4. 瘀滞胞宫

寒、热、虚、实、外伤均可致血行瘀结,阻滞冲任、胞宫。胞脉阻滞不通导致不孕;或情志内伤,气机不畅,血随气结;或经期产后,余血未净,胞宫空虚,风寒之邪内侵,血为寒凝,结而成瘀;或经期产后,不节房事致瘀血停滞,气血运行不畅,冲任阻滞不能摄精成孕(图 20-1)。

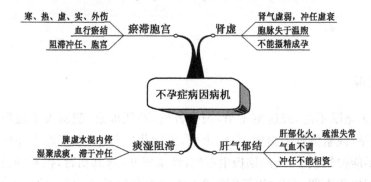

图 20-1　不孕症的病因病机

# 中医治病,先要辨证

### 1. 肾气虚型

肾气虚者,婚久不孕,月经不调或停闭,经量或多或少,色黯淡;头晕耳鸣,腰酸腿软,神疲倦怠,小便清长,舌淡,苔薄,脉沉细;肾阳虚者,婚后不久,月经后期,量少色淡,重则经闭不行,平素带下量多,色淡质稀,性欲淡漠,小腹冷痛,头晕耳鸣,腰膝酸软,重者腰痛如折,四肢不温,小便频数或不禁,面色晦黯,舌淡,苔白滑,脉沉细而迟或沉迟无力,迟脉尤甚;肾阴虚者,婚久不孕,月经或有提前,或错后,经量少或月经停闭,经色淡红,或经行时间延长甚或崩中漏下不止,形体消瘦,头晕耳鸣,腰膝酸软,五心烦热,失眠多梦,眼花心悸,肌肤不润,阴中干涩,舌质稍红略干,苔少,脉细或细数。肾气虚证治以补肾益气,填精益髓,方以毓麟珠加减;肾阳虚证治以温肾助阳,化湿固精,方以温胞饮加减;肾阴虚证治以滋肾养血,调补充任,方以养精种

236

玉汤。

### 2. 肝气郁结型

多年不孕，月经先后不定期，经量或多或少，经行夹小血块，或经来腹满痛，或经前烦躁易怒，胸胁乳房胀痛，精神抑郁，善太息，舌红，或隐青，苔薄，脉弦。治以调肝解郁，理血调经。方以百灵调肝汤或开玉种玉汤加减。

### 3. 痰湿阻滞型

婚久不孕，多自青春期开始即形体肥胖，月经后期或稀发，重则经闭不行，平素带下量多，色白质黏无臭气，头晕心悸，胸闷泛恶，面色㿠白或虚浮，舌体胖大，苔白腻，脉滑。治以燥湿化痰，理气调经。方以启宫丸加减。

### 4. 瘀滞胞宫型

婚久不孕，月经后期或经行延后，经行不畅，甚或漏下不止，淋沥难净，或经间出血。少腹疼痛拒按，经前加剧，重者呈进行性加剧，经量或多或少，经色紫黑，有血块，块下痛减。或肛门坠胀不适，性交痛；舌质紫黯或舌边有瘀点瘀斑，苔薄白，脉弦或弦细涩。治以活血化瘀，温经通络。方以少腹逐瘀汤或调经种玉汤加减（图 20-2）。

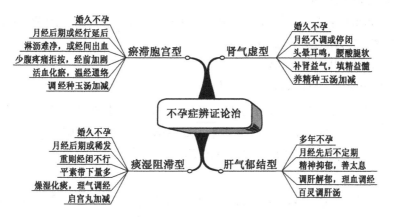

图 20-2　不孕症的辨证论治

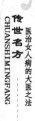

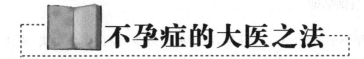

# 不孕症的大医之法

## 大医之法一:补肾调周方

**搜索**

**郭真验方**

(1)经后期(阴长期)

药物组成:当归 20g,白芍 15g,淮山药 25g,干地黄 15g,丹皮 12g,茯苓 15g,泽泻 9g,女贞子 15g。

加减:随着经间期逐步到来,酌情加入适量的补阳药,如川断 15g,菟丝子 20g,巴戟天 20g。

功效:滋阴养血,兼顾肾气,以促使卵泡发育。

(2)经间期(排卵期)

药物组成:当归 15g,赤芍 12g,白芍 15g,淮山药 15g,干地黄 15g,丹皮 9g,茯苓 15g,川续断 15g,菟丝子 20g,红花 7g。

功效:滋阴补阳,兼调气血以促转化。

(3)经前期(阳长期)

药物组成:当归 15g,白芍 15g,淮山药 20g,川续断 15g,菟丝子 20g,鹿角霜 10g,党参 20g,白术 9g,紫河车 15g,柴胡 18g,醋制香附 15g。

功效:补肾助阳疏肝,维持黄体功能。

(4)月经期(行经期)

药物组成:制香附 15g,青陈皮 10g,川续断 15g,当归 15g,赤芍 10g,丹参 20g,泽兰 12g。

功效:理气活血调经,促使正常行经。

> [郭真.补肾调周法治疗不孕症 78 例体会.四川中医,2006,24(8):92~93]

**大医有话说**

　　郭真认为，临床进行以上4期治疗时，均需随症（病）加减。然而在4期中，对无排卵者应着重在经后期的调治，以促使卵泡成熟排卵；对黄体功能不全者应着重在经前期的调治，以健全黄体功能。①经后期即排卵前期，为阴长期，为充任、胞宫气血复常，肾中阴阳转化时期，由阴转阳，在肾阴充实的基础上发挥肾阳功能。治宜采用滋肾养阴，稍佐温肾补气之品，以调经促卵，使黄体功能健全，受精卵着床发育。可分为初、中、末三个阶段进行施治，阴长初期以滋阴养血为法，兼顾肾气，以促使卵泡发育；阴长中期是重要时期，在前方的基础上必须加入适量的补阳药，如川续断、菟丝子、巴戟天等；如果雌激素水平低，还需加强滋阴药物，如血肉有情之品龟甲、鳖甲、紫河车等；阴长末期，是阴阳转化时期，需在中期方药中加重补阳之品，如鹿角片、仙灵脾、补骨脂之类，促使阳生阴长，为排卵奠定基础。②经间期即排卵期，由阴化阳，阳气内动，应滋阴补阳，兼调气血以促使阴阳协调转化。③经前期即排卵后期，也称阳长期；相应地亦可分为初、中、末三个阶段施治，治疗黄体功能不全性不孕症侧重点在初中期，以补阳为主，以维持阳气的持续旺盛；妇女以血为主，补阳依然不能忽视"血"为主的特点，因此，具体运用时要考虑与补血、补脾、滋阴相结合，补肾助阳疏肝，维持黄体功能。并稍加柴胡、荆芥之属；阳长高峰又必须注意行经期的特点，补阳方药中要加入理气调经的药物，如制香附、广郁金、柴胡等。④在月经期，为防止经行不畅而瘀血内停，应注意理气活血调经，促使正常行经。同时，郭真认为，在治疗期间应测基础体温以了解排卵情况，并结合观察白带的性状，查尿黄体生成激素，指导排卵期安排房事。血清抗精子抗体阳性者配合工具避孕，待转阴后在氤氲期同房，以提高受孕率。

### 大医之法二：暖宫散寒方

**搜索**

**高娅娟验方**

　　药物组成：仙灵脾15g，紫石英15g，菟丝子15g，当归12g，川芎10g，白芍15g，丹参15g，鸡血藤15g，香附12g，生甘草6g。

　　加减：卵泡期加滋阴养血之品，如黄精、熟地等；排卵期加调气活血助阳之品,如合欢皮、石楠叶等;黄体期加益精固肾之品,如山药、山萸肉等;经期加行气活血之品,如益母草、枳壳等。

功效:温肾暖宫,养血调经,兼以疏肝理气。

主治:肾虚型不孕症。

［高娅娟．温肾调经助孕汤治疗排卵障碍性不孕(肾虚宫寒型)的临床研究．陕西中医学院硕士学位论文,2007］

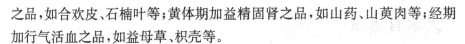

## 大医有话说

　　肾虚型不孕症常表现为排卵障碍性不孕,肾虚是本病的根本病机为各家之共识。肾藏精,主生殖与发育。肾气盛,任通冲盛,月事以时下,阴阳和故有子。肾在其中起着主导和促进生殖功能的作用。再者,本证的主要临床表现多见月经后期、闭经,或伴有月经量少、色淡黯等,因此从根本上来说中医辨证不仅有"虚"而且有"寒",如《王子亨方论》所言"其来必以月——过于阳则前期而来,过于阴则后时而至"。《妇人规》则进一步指出:"凡血寒者,经必后期而至,然血何以寒? 亦惟阳气不足,则寒从内生,而生化失期。"肾为生殖发育之源,胞宫为孕育胎元之所,肾阳虚,元阳式微,命火不壮,阳虚寒凝,不能温煦胞宫,则难以摄精成孕,正如《傅青主女科》所言"寒冰之地,不生草木;重阴之渊,不长鱼龙"。故高娅娟认为,肾虚宫寒为排卵障碍性不孕的主要症结,治疗当宗王太仆"益火之源,以消阴翳"之法则,温肾壮阳,暖宫散寒,使元阳壮,胞宫暖,冲任调,则经调而易子嗣,犹如大地回春,草木生长。方中仙灵脾、紫石英、菟丝子为君药,仙灵脾辛、甘、温,归肝、肾经,功效补肾壮阳,祛风除湿,《本草备要》记载"补命门,益精气";菟丝子性味辛、甘、平,主要功效补阳益阴,《药性论》中称其有"治男女虚冷,添精益髓"之功;紫石英性味甘、温,归心、肾、肺经,功效镇心安神、温肺、暖宫,《神农本草经》载其能治"女子风寒在子宫,绝孕十年无子",三药共奏温肾暖宫,鼓舞元阳之效。又《女科要旨》言"妇人无子,皆因经水不调"、"种子之法,即在于调经之中",《证治准绳》亦曰"经不准,必不受孕",正常月经的来潮,除依赖于"肾气盛"之外,同时还须具备"太冲脉盛",妇人以血为本,调经须养血,故用当归、白芍养血调经,合川芎、丹参、鸡血藤有养血活血之用;又婚久不孕,常有情怀不畅,加入香附理气疏肝,《本草纲目》载有"香附——乃气病之总司,女科之主帅",且香附为气中血药,与养血理血药相伍,补中有行,行中有补,动静结合;甘草则调和诸药。全方以温肾暖宫为主,兼顾养血调经,同时佐以疏肝理气解郁,从三个层面进行整体调节,因此取得较好的疗效。

## 大医之法三:温肾方

**搜索**

**徐兆宪验方**

药物组成:仙茅、仙灵脾各20g,紫石英、菟丝子、当归、熟地各15g,穿山甲10g,路路通20g。

加减:肝郁气滞型:加柴胡、青皮各15g,合欢、香附各20g,乳胀较重者加王不留行15g,橘核20g,经血块多者加香附20g,三七粉10g。脾肾阳虚型:加鹿角霜15g,川椒10g,熟地20g,便溏或带下量多者,酌加山药、白术各20g,补骨脂10g。气血亏虚型:加当归20g,黄芪30g,川芎10g,阿胶15g,久病伤及肾阴者加枸杞子、女贞子各20g,旱莲草15g,血量较多者加升麻10g,煅龙骨30g。热盛瘀阻型:去紫石英、菟丝子,加萆薢20g,黄芩15g,夏枯草、红藤、公英各20g,血瘀较重、挟有血块者酌加丹参、牛膝、生蒲黄等。痰湿内阻型:加制半夏10g,苍术、陈皮各20g,经闭不行加三棱、莪术各10g,红花20g,偏热者加天竺黄、黄芩各15g,荷叶20g。

功效:温肾助孕,调升冲任。

主治:加减用于各型不孕症。

[徐兆宪,等.二仙促孕汤加减治疗不孕症经验.2004,31(11):937]

## 大医有话说

中医认为肾主生殖,肾中阳气为一身阳气之本。《景岳全书·妇人规》中早有"是以调经种子之法,亦惟以填补命门,顾惜阳气之主"的论述。徐兆宪在临床中针对不孕患者肾之阳气多有不足的情况,应用二仙促孕汤为基础方,结合临床辨证加减用之。方中仙茅、仙灵脾、紫石英、菟丝子有温宫暖肾,填精益髓,补益冲任之功效。当归、熟地养血滋阴,补益肝肾;山甲、路路通活血通经,排卵促孕。全方共奏温肾助孕,调升冲任之功效,该方在结合辨证完成加减后,于月经后3日始服,每日1剂,服6剂左右至排卵期停服,

3个月一个疗程。不孕症在临床上总与月经不调、崩漏、带下、癥瘕等疾病相伴发。所以在治疗时,应先着重治疗引起不孕的疾病,究其根源总与肾主生殖及气血阴阳失调有关,本方从温补肾中阳气入手,来带动一身之气血。同时临床上需结合临床辨证,针对痰、瘀、湿聚等病理产物,以温阳补肾,活血化瘀,散结通络为大法,通过调节气血阴阳,使冲任二脉气血充盈和畅,胞宫藏泄有度,则胎有所养,子有所育,不孕之证方可治矣。

## 大医之法四:疏肝解郁方

搜索

### (1)王津验方

药物组成:当归12g,白芍12g,柴胡10g,茯苓12g,白术12g,枳壳6g,陈皮6g,薄荷10g(后下),生姜6g。

加减:肝郁气滞而烦躁,经前乳胀者加青皮10g,王不留行10g,绿萼梅6g,皂角刺10g;兼肾阳不足而腰酸足弱、性欲冷淡、经少色淡、小便清长者加川椒10g、仙灵脾10g、补骨脂10g;阴血亏虚而月经先期、五心烦热、经少者加女贞子10g、旱莲草10g、地骨皮10g;身体肥胖、痰湿内阻、带下量多者加制半夏10g,苍术10g;血瘀而有经行腹痛、月经后期、色暗有血块者加没药10g,乳香10g,延胡索10g。

功效:疏肝理脾,理血调经。

主治:肝气郁结型不孕症。

[王津.逍遥散加减治疗原发性不孕症118例疗效观察.中国中医药科技,2007,14(3):174]

### (2)高月平验方

药物组成:炒当归10g,炒白芍10g,炒丹皮10g,制香附10g,白术10g,茯苓10g,天花粉10g。

加减:如胸胁胀满甚者,加青皮、玫瑰花、绿萼梅等疏肝解郁;梦多而睡眠不安者,加炒枣仁以益肝宁神;乳胀有块,酌加王不留行、橘叶、橘核、路路通。

功效:疏肝解郁。

主治:肝气郁结型不孕症。

［高月平．疏肝解郁法治疗肝郁型不孕症机理浅探．中医药学刊，2004,22(1):22～23］

## 大医有话说

肝藏血，主疏泄，性喜条达。《读医随笔》云："凡脏腑十二经之气化，皆必藉肝胆之气化以鼓舞之，始能通常而不病。"叶天士在《临证指南医案》中又提出"女子以肝为先天"，对临床肝郁所致不孕症有一定的指导意义。王津认为，女子不孕，证分虚实，实者多为肝郁、痰湿、血热之证，虚者多为肾虚、血虚之类。情志不畅，月经不调引起的不孕症居多。当此之时，治疗不孕首必调经，调经首重疏肝。有报道，肝郁型不孕症占不孕症的68%。因此疏肝解郁法是其有效的治法。本方以逍遥丸化裁而来，逍遥丸为宋代名方，具疏肝、养血、健脾之效，方中柴胡疏肝解郁；薄荷助柴胡疏达之力；当归、白芍、甘草养血调经止痛；白术、茯苓等和中健脾；生姜温胃行气；枳壳、陈皮行气。王津在逍遥散的基础上加王不留行、皂角刺活血通经以行少腹之瘀。另在服法上按月经规律择时、间歇服药，以使肾精充足，待时而动，提高了受孕机会。择时用药，既减轻了患者用药之苦，又提高了疗效。而高月平在方中，运用当归、白芍养血柔肝；丹皮凉血活血；香附调气解郁；白术、茯苓益脾；天花粉生津清热。诸药合用共奏疏肝、平肝、益脾之效。同时，高月平认为，疏肝解郁的药物还具有促进黄体发育的作用。因此，他认为，中医对于不孕症的治疗，不能仅仅着眼于补肾这一环节，对伴有肝郁症状的患者用疏肝解郁法治疗，确能收到很好的疗效。

### 大医之法五：滋阴清热益肾方

搜索

**徐丽霞验方**

药物组成：钩藤 12g（后下），莲子心 5g，黄连 3～5g，山药 10g，熟地黄 10g，山茱萸 10g，丹参 10g，牡丹皮 10g，续断 10g，菟丝子 10g，五灵脂 10g，合欢皮 10g，荆芥 6g。

加减：卵泡期加炙鳖甲、炙龟甲滋阴养血，排卵期加川芎、石楠叶、紫石英活血助阳，黄体期加鹿角霜益精助阳固肾等。

功效：清心滋阴益肾。

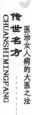
主治:阴虚挟热型不孕症。

[徐丽霞,等.清心滋阴益肾汤治疗心因性不孕 30 例.吉林中医药,2009,29(1):38]

## 大医有话说

　　徐丽霞认为,女子患病之后,往往羞于启齿,使之不能得到及时正确的诊治,加之久治不愈,急于求成,因而忧心忡忡,精神刺激过强过久,往往引起下丘脑—垂体—卵巢轴功能失调而导致心因性不孕。不孕症中医辨证其初起病在气分,日久可致痰湿,瘀血内生、肝肾阴虚、心肝火旺是其基本病理变化,清心滋阴益肾是治疗本病的根本方法。其以钩藤清心肝之火,莲子心清心火,黄连清心胃之火,山药、山茱萸、熟地滋肾养阴,丹参活血调经、清心安神,合欢皮、荆芥理气舒肝,菟丝子补阳益阴,五灵脂通利血脉,活血化瘀,促进受孕。全方配伍,在改善相应症状的同时,能调节机体整体机能,促进受孕。

### 大医之法六:活血化瘀方

**搜索**

### (1)王飞霞验方

　　药物组成:桂枝 12g,云苓 12g,赤芍 10g,丹皮 10g,桃仁 12g,川芎 12g。

　　加减:月经先期者加生地 15g,山茱萸 9g,女贞子 10g;月经后期加巴戟 10g,仙茅 10g;子宫发育不良者加紫河车 10g,鹿角胶 10g,杜仲 10g;输卵管阻塞者加山甲 15g,路路通 10g,皂角刺 19g,王不留行 15g;附件炎加公英 20g,二花 30g,连翘 30g;输卵管积水者加上茯苓 15g;经前乳胀加郁金 10g,柴胡 10g,炒白芍 12g。

　　功效:活血逐瘀,调经助孕。

　　主治:瘀滞胞宫型不孕症。

[王飞霞.桂枝茯苓丸加减治疗不孕症 38 例.中国中医药,2010,8(18):27]

### (2)傅应昌验方

　　药物组成:柴胡、川楝子、当归、土鳖虫、枳壳、桃仁、红花各 10g,白芍、败酱草、益母草各 20g，炮穿山甲 20～30g，丹参 30g，穿破石 15g，水蛭 6g，甘草 5g。

加减：兼气虚加黄芪、党参；血虚者加枸杞子、何首乌、熟地黄；经前乳房胀痛甚者，或乳房肿块、或少腹痛甚加五灵脂、泽兰；腰酸乏力者加杜仲、山茱萸、桑寄生、菟丝子；湿热下注者加蒲公英、白花蛇舌草。

功效：疏肝理气，破血逐瘀。

主治：瘀滞胞宫型不孕症。

[傅应昌，等．疏肝逐瘀汤治疗输卵管阻塞性不孕症 36 例．新中医，2006，38（9）：70～71]

## 大医有话说

王飞霞认为，不孕症多与瘀血凝滞有关。《灵枢·百病始生篇》曰："若内伤于忧怒，则气上逆，气上逆则六输不通，温气不行，凝血蕴而不散，津液涩滞，著而不去，而积皆成矣。"本病病因证型不同，但均有瘀血凝滞一面，根据《素问·至真要大论》"疏其血气，令其调达，以致和平"的原则。其处方以桂枝通血脉，畅血行，通阳；云苓利水健脾而不伤气，助桂枝以通阳，促进血流畅道，桃仁活血行瘀，赤芍行血中之滞，全方重在畅通血流，消散瘀滞。本方在辨证施治准确的前提下，灵活运用活血化瘀法，使之直接作用于气血，而直达病所，故常获得奇效。而对于输卵管阻塞性不孕症，傅应昌认为，阻塞原因多数为炎症所致，常见的有输卵管粘连、阻塞、积水、附件炎症性包块、盆腔炎等。本病属中医学的不孕、癥瘕范畴。他认为，"久病入络、久病必瘀"，病因大多数为湿热蕴结，肝郁气滞，瘀血内阻，脉络不通。分析其病机，乃因肝气郁滞，失其疏泄，气血运行不畅，致使肝经瘀滞不通所致，气郁与血瘀相搏，阻滞胞宫胞脉，故不能摄精受孕。患者多以气郁血瘀为主，实证居多，针对这一病机，方以柴胡、枳壳、白芍、甘草疏肝理气；土鳖虫、穿山甲善走窜，破瘀积，逐瘀血，能直达病所。该类药物对于肝郁血瘀型输卵管阻塞性不孕症的治疗，每每能起到事半功倍的作用。当归、桃仁配合四逆散，能疏肝解郁，养血柔肝，通补冲任，营养胞络。蒲公英、败酱草清热解毒、凉血散结，能有效地防止病灶粘连，提高受孕机会。益母草、穿破石能逐瘀利水，通调经脉。诸药合用，通过疏肝促进气血流通，逐瘀则能软坚破积，大大有利于粘连病灶的逆转，提高妊娠率，达到标本并治的目的。

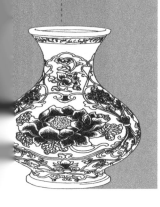

第 **21** 章　对付妇科癌肿，中医有一套

　　妇科恶性肿瘤主要有子宫颈癌、卵巢癌、子宫内膜癌，其他的还有子宫肉瘤、输卵管癌、外阴癌、恶性葡萄胎、绒癌等。

　　子宫颈癌是最常见的妇科恶性肿瘤，多见于20~60岁，平均年龄53.8岁，目前随着宫颈癌筛查和普治水平的提高，宫颈癌的发病率明显下降。

　　卵巢癌多见于40~50岁妇女，由于不易早期诊断，一旦被发现往往属于晚期病人，且疗效不佳。长期以来，卵巢癌5年生存率始终徘徊在25%~30%，其死亡率高居妇科恶性肿瘤首位。卵巢癌可归为中医"肠覃"，属"癥瘕"范畴。

　　子宫内膜癌为原发于子宫内膜的一组上皮性恶性肿瘤，其多数起源于内膜腺体，又称子宫内膜样腺癌。

# 解说病因1、2、3

## 1. 气滞血瘀

情志不遂，悲恐不禁，肝气失于疏泄，或邪气阻滞经脉，气血不畅，聚积腹中，气为血帅，气滞则血瘀，积而成块。

## 2. 湿热瘀毒

饮食不节，或肝郁犯脾，以致运化失职，水谷精微不能输布，反下注而为痰浊，痰停气滞，甚则血亦受阻，脉络壅塞，痰浊与气血搏结，积而有形，变生肿块。

## 3. 肝郁化火

七情所伤，暴怒伤肝，肝失疏泄，气滞血瘀，或肝旺侮土，脾失运化，水湿内留，蕴而化热，壅滞胞脉，积而成癥。

## 4. 肝肾阴虚

素体亏损，或年老肾亏，阴虚内热，湿毒内侵，下注胞脉，漏下淋漓，赤白杂下。

## 5. 中气下陷

脾虚气弱，中气下陷，脾阳不振，湿毒乘虚而入，蕴结下焦胞脉。

## 6. 痰湿结聚

素体脾虚，水湿内蕴，蕴湿成痰，湿痰流注下焦胞脉，聚而成癥（图21-1）。

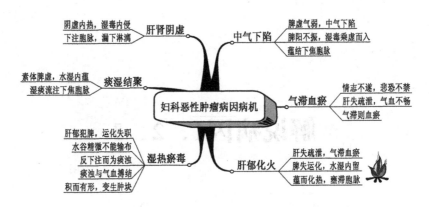

图 21-1　妇科恶性肿瘤的病因病机

# 中医治病，先要辨证

## 1. 气滞血瘀型

小腹肿块质硬，腹部胀满，面色无华，形体消瘦，肌肤甲错，神疲乏力，食少纳呆，舌质紫或有瘀斑，脉沉细弱或涩。治以行气散结，破血逐瘀。方以香棱丸合桂枝茯苓丸加减。

## 2. 湿热瘀毒型

阴道流血，色紫黑质稠，带下不断且量多，色黄如脓，或赤白相混，并伴恶臭，小腹有肿块，腹部胀满疼痛，口苦口干，不欲饮水，大便干燥，小便短赤，舌质紫，苔黄厚腻，脉滑数。治以解毒除湿，破瘀消癥。方以银花蕺菜饮加减。

## 3. 肝郁化火型

白带增多，偶夹血性，性情抑郁，心烦易怒，胸胁胀闷，喜叹息，少腹隐痛，口干欲饮，苔薄，脉细弦。治以滋阴清热，疏肝解郁。方选知柏地黄丸加减。

### 4. 肝肾阴虚型

白带增多，或阴道不规则流血，或白带带血，头晕目眩，腰骶疼痛，手足心热，口干便秘，舌红嫩，苔薄少或光剥，脉细数。治以滋肝益肾。方以一贯煎合六味地黄丸加减。

### 5. 中气下陷型

带下量多，色白质稀，秽臭不重，有时杂红，肛门、阴道、少腹坠胀，头晕目眩，纳少神倦，劳累加剧，舌胖大，边有齿印，苔薄脉细。治以健脾益气升阳。方以补中益气汤加减。

### 6. 痰湿结聚型

带下甚多，或黄白相间，形体肥胖，嗜睡无力，纳减便溏，喉间有痰，吐之不尽，舌略胖，苔薄白，脉濡滑。治以除湿消痰散结。方以散聚汤加减（图21-2）。

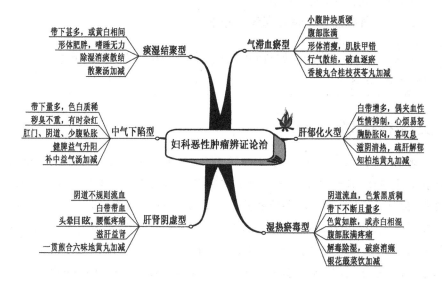

图21-2　妇科恶性肿瘤的辨证论治

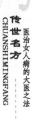

# 妇科癌肿的大医之法

## 大医之法一：化痰理气方

搜索

### 蒋小曼验方

药物组成：半夏9g，陈皮6g，茯苓12g，甘草3g。

加减：兼失眠加夜交藤、钩藤、远志；兼腹胀加延胡索、香附、青皮；兼胸胁胀痛加郁金、绿萼梅、川楝子；兼腹痛腹泻加防风、苍白术。

功效：燥湿化痰，理气和中。

主治：妇科肿瘤手术恢复期痰湿停聚。

[蒋小曼．二陈汤在妇科肿瘤手术后的应用．辽宁中医杂志，2002，29(6)：327～328]

## 大医有话说

　　蒋小曼认为，癥瘕的治疗多以活血化瘀、软坚散结、攻坚破积为原则。癥瘕本为实证，日积月累而成，"血实宜决之"，必要时，采取手术或配合他法治疗，但化疗、放疗对不同年龄的病人来说都是一种创伤。如果机体功能不能及时恢复，将使脾虚失运，气机阻滞。"脾为生痰之源"，脾气不运，清阳之气不错输布全身，会出现头晕心悸，胸膈满闷，恶心呕吐，不思饮食等症状。二陈汤，首见于宋代《太平惠民和剂局方》，功效燥湿化痰，理气和中。《医方论·卷四》费伯雄云："痰之为病最烈，痰之为病亦最多。积湿与郁火，二者为生痰之大源，其余或因风，或因寒，或因气，或因食，变怪百出，随感而生，难可枚举。治痰大法，湿则宜燥，火则宜清，风则宜散，寒则宜温，气则宜顺，食则宜消，二陈汤为治痰之主药，以其有化痰理气，运脾和胃之功也。学者随症加减，因病而施，则用之不穷矣。"《丹溪心法附余》：此方半夏豁痰燥湿；

橘红消痰利气；茯苓降气渗湿；甘草补脾和中。盖补脾则不生湿，燥湿渗湿则不生痰，利气降气则痰消解，可谓体用兼赅，标本两尽之药也。蒋小曼运用加减二陈汤对妇科术后病人进行整体调理，使受创的机体在短时间内得到调整，从而缩短了手术以后的恢复期，提高了生活质量。

## 大医之法二：化疗调理方

**程惠莲验方**

（1）放化疗前

药物组成：党参、黄芪、炒白术、云苓、当归、白芍、生地、半枝莲、白花蛇舌草、山慈姑等。

加减：若出现腹痛绵绵伴消瘦乏力，面白神倦，心悸气短，动则汗出，舌质淡红，脉沉细弱，虚大无根，此属气血亏虚，可酌加太子参、熟地、龙眼肉；若出现头晕耳鸣，目眩口干，腰膝酸软，手足心热，夜寐不安，舌红苔少，脉弦细，此属肝肾阴虚，可酌加山茱萸、山药、熟地；若出现神疲乏力，腰膝酸软，小腹坠胀，畏寒，舌质淡，苔白润，脉细弱，此属脾肾阳虚，可酌加人参、干姜、附子；若出现胸胁胀满，心烦易怒，少腹胀痛，口苦咽干，舌苔薄，脉弦，此属肝郁气滞，可酌加柴胡、香附、莪术。

功效：补气养血，扶正祛邪。

主治：妇科癌瘤手术后接受放化疗前。

（2）放化疗时

药物组成：姜半夏、云苓、陈皮、苏梗、竹茹、党参、黄芪、当归、白芍、生地、鸡内金、炒麦芽。

加减：若出现头晕目眩，心悸气短，倦怠乏力，自汗，面色萎黄，舌淡，苔黄白，脉细弱或沉细，此属气血两虚，可酌加人参、熟地、大枣、鸡血藤；若出现头晕目眩，气短乏力，心悸失眠，口干咽燥，低热不退或五心烦热，盗汗，舌红少津，少苔或无苔，脉细数，此属气阴两虚，可酌加麦冬、天冬、花粉、葛根、知母；若出现畏寒肢冷，神疲乏力，气短懒言，大便溏泄，腰膝肢软，小便清长，面色苍白或虚浮，舌淡胖，脉沉微细，此属脾肾阳虚，可酌加肉苁蓉、菟丝子、五味子、杜仲、鹿角霜、仙茅。

用法：术后可先予两剂通气汤，待腑气通畅后，即化疗时服用煎剂。

功效：健脾和胃，降逆止呕。

主治：妇科癌瘤手术后接受放化疗时。

（3）放化疗后

药物组成：党参、黄芪、炒白术、女贞子、旱莲草、制首乌、补骨脂、当归、生地、白芍、半枝莲、白花蛇舌草。

加减：若出现精神委顿，头发稀少，色淡枯黄，甚至全部脱落，头晕目眩、肢体麻木，五心烦热，颧红潮热，舌红少津，脉沉细，此属肾精亏损，可酌加山药、熟地、麦冬、天冬、远志、肉苁蓉。

功效：扶正祛邪，补助肾气。

主治：妇科癌瘤手术后接受放化疗后。

> ［程惠莲，等．妇科恶性肿瘤术后放化疗中的中医药三步调治法暨减毒增效的疗效观察．第九次全国中医妇科学术研讨会论文集，2009：693～698］

## 大医有话说

中药在治疗肿瘤时的减毒增效作用，是一个复杂的过程，是通过多方面的作用来实现的。然而，在多方面作用中提高机体免疫力，是实现减毒增效作用的一个重要因素。祖国医学讲求辨证论治，就是通过辨证治疗来平衡人体阴阳，恢复脏腑功能，提高机体的免疫功能，使"正气内存，邪不可干"。正气，即人体正常的免疫功能，中医脏腑学说与免疫系统有密切的关系，尤其与脾、肾、肺的关系更为密切，"脾为后天之本，生化之源"、"肾为先天之本……主骨生髓"、"肺主气属卫"、"肺朝百脉"、"外合皮毛"，肺气充沛则腠理固密，外邪不易入侵，肺气的强弱直接关系到机体的防卫功能。因此，补肺脾益肾气，是补正气抵御外邪的重要方面。现代药理研究也表明，扶正益气、活血化瘀、清热解毒、养阴生津、解毒散结的中药，均具有免疫调节作用。因此，通过合理辨证用药来平衡人体阴阳，能恢复脏腑功能，提高机体的免疫功能，改善症状，从而起到很好的效果，也是中医治病求本的药理基础。

### 大医之法三:扶正祛邪方

**搜索**

**葛严萍验方**

药物组成:党参、黄芪、白术、茯苓、山药、当归、白芍、阿胶、鹿角霜。

加减:子宫内膜癌、绒癌、恶性葡萄胎加桃仁、红花、半枝莲、丹参、白花蛇舌草、三棱、莪术、大黄、益母草、茜草、蒲黄;宫颈癌、卵巢癌加白花蛇舌草、山慈姑、紫花地丁、金银花、黄柏、大黄、三棱、莪术、川芎、乳香、没药。

功效:补脾益肝温肾,扶正祛邪。

主治:妇科癌瘤虚证,化疗辅助。

[葛严萍,等.扶正祛邪方在妇科肿瘤化疗中的应用.辽宁中医杂志,2002,29(12):712]

**大医有话说**

　　肿瘤患者化疗时常出现消化道和骨髓抑制等毒副反应,而这两点恰是化疗能否进行与继续的关键因素。葛严萍认为,化疗时可配伍扶正祛邪中药,能提高人体免疫功能,改善体内的微循环,提高化疗敏感性,有助于患者主观症状及全身功能状况的改善,减轻化疗毒副反应,对患者能顺利完成化疗起着很大的作用。中医认为,"脾胃乃后天之本,气血生化之源",水谷精微均依赖脾胃的运化。而化疗术后元气大伤,脾胃失健,气血生化乏源,导致病人气血衰减,机体重要脏器的损伤,妨碍化疗的进行,影响药物作用的发挥,甚至不得不中断治疗。扶正药物,具有益气健脾,活血补血之功效,再加抗癌中药,能起到阻断癌基因,抑制癌细胞生长的作用,并能增强人体的免疫力,激发人体的整体抗病效应,调整化疗所引起的肠内菌群失调,使患者元气得以恢复。现代药理学研究显示,党参、黄芪、白术等能提高机体免疫功能,增强体内NK细胞的活性而起到抗癌作用,并能改善血液高凝状态,降低全血黏度,有利于血液的运行,改善和缓解乏力、自汗、口干、纳差等症状,可提高造血功能和细胞免疫功能,提高生存质量;而理气活血药能改善微循环,对机体的免疫功能有双相调节作用,增强巨噬细胞的百分率,增强网状内皮系统的吞噬作用和非特异免疫功能。还对中枢神经系统有调节作用,可恢复内环境平衡,有助于对肿瘤的抑制。

## 大医之法四：益气活血解毒方

**搜索**

### 赵瑞华验方

药物组成：炙黄芪、全当归、生苡仁、炒白术、莪术、半枝莲、丹参、赤芍、鸡血藤、枸杞子。

用法：煎剂配合莪术、土茯苓、黄连等煎水冲洗阴道。

功效：内服益气活血，外用解毒抑瘤。

主治：宫颈癌手术或放化疗后辅助。

[赵瑞华．李光荣教授治疗宫颈癌的经验．全国第五次中医妇科学术研讨会，2005：158～160]

## 大医有话说

赵瑞华认为，正气不足是肿瘤发病的内在因素，邪盛正衰是肿瘤病人的病机特点，攻伐邪气是手术和放化疗的基本优势，攻邪伤正是手术和放化疗的弱点所在。宫颈癌经过手术或放化疗后，人体正气受到一定的损伤，《医林改错》曰："元气既虚，必不能达于血营，血营无气，必停留而瘀。"临床常见患者神疲乏力，腰酸腿软，食欲不振，舌暗或有瘀斑瘀点，脉沉缓或沉涩等气虚血瘀之象。故处于疾病的这个阶段，气虚血瘀为主要的病因病机。治疗原则应为扶正祛邪，减毒抑瘤，内服以益气活血为法。其常用药物：炙黄芪、全当归、生苡仁、炒白术、莪术、半枝莲、丹参、赤芍、鸡血藤、枸杞子。外用以解毒抑瘤为主，常用药物：莪术、土茯苓、黄连等煎水冲洗阴道。内外兼治，临床常可获良效。